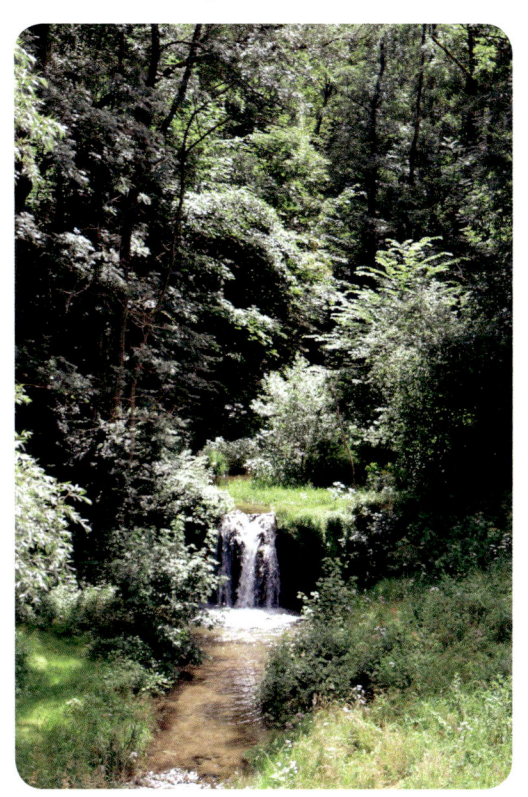

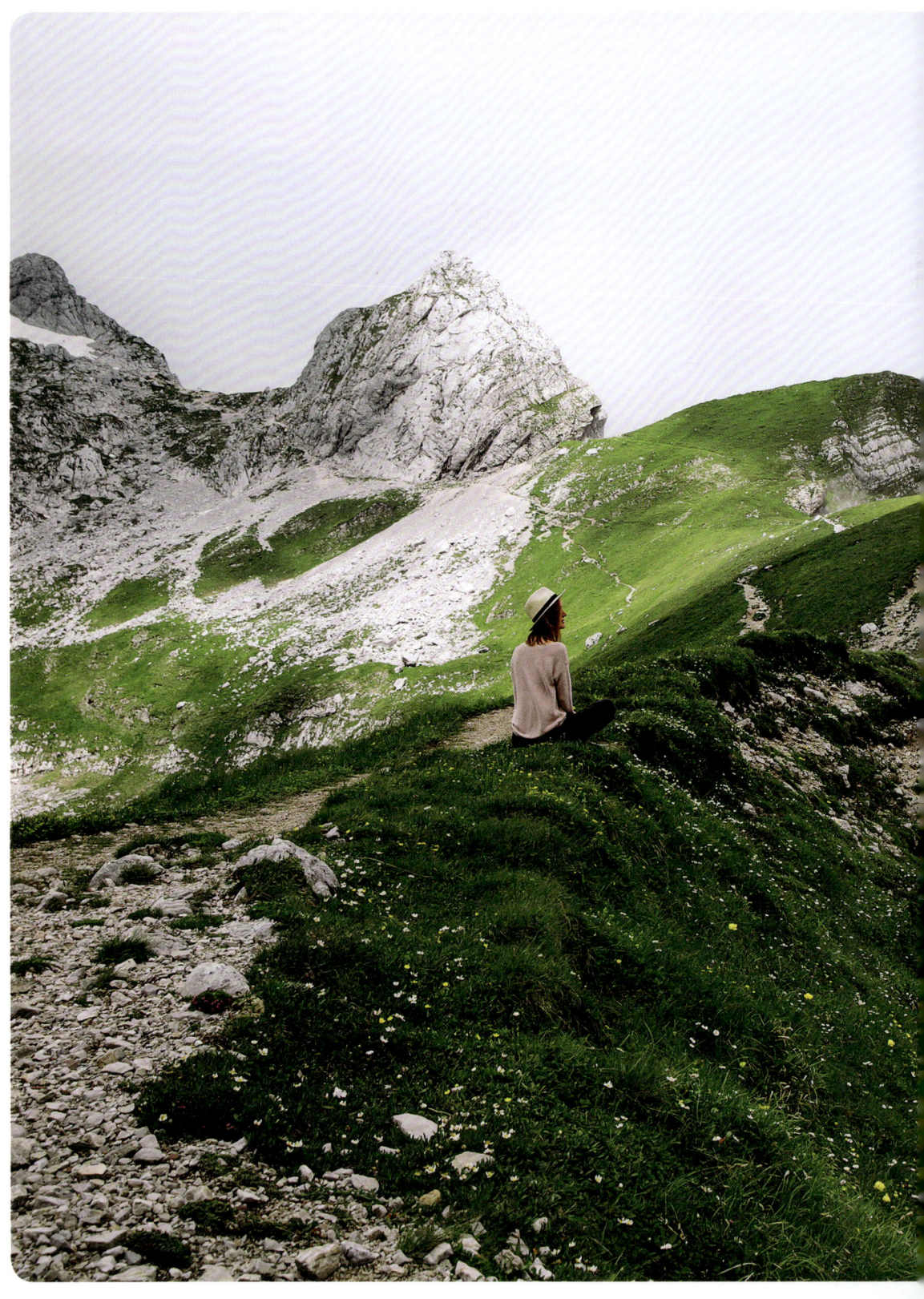

Sandra Förster | Christine Paxmann

Kraftquelle Grün

Inhalt

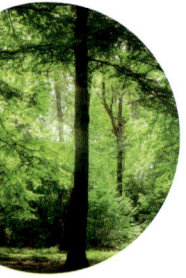  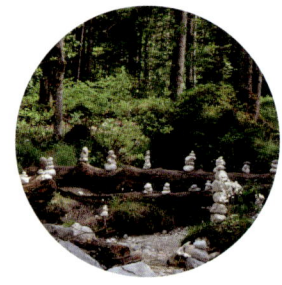 

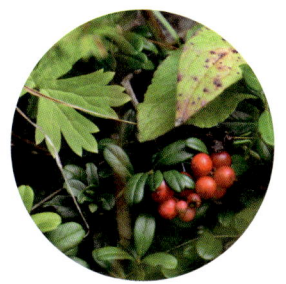 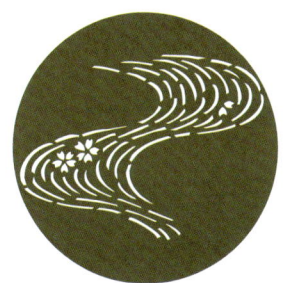 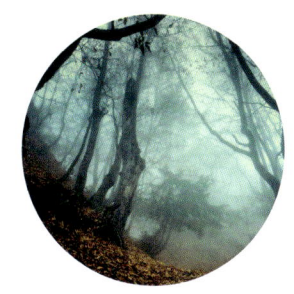 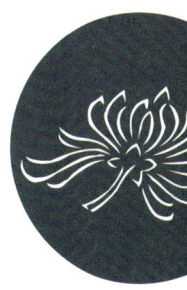

Wandlung & reifes Grün — 76

Ruhezeit & Dunkelgrün — 108

Vorwort

Warum wir uns grün sein sollten

Unser Leben ist vielleicht ganz ok, mal mehr und mal weniger. Vieles hat man schon gemeistert, Bevorstehendes macht manchmal ein wenig Angst. Nicht alles lief und läuft gerade. Man sollte, man könnte, man wollte … Niemand ist gefeit vor den Sinnfragen, die noch nicht einmal als massive Lebenskrise daherkommen müssen, sondern als kleine, immer wiederkehrende, lästige Selbstzweifel. Wir stecken ständig mittendrin im Alltag, in den Konventionen, in Beziehungen, in Abhängigkeiten. Und das Wort *stecken* bezeichnet bereits das ganze Problem. *Stecken* heißt so viel wie *nichts rührt sich*. Stillstand.

Wir Menschen sind aber evolutionär nicht für Stillstand gemacht. Erst der Ackerbau hat Menschen sesshaft werden lassen, doch auch da waren ihre Anforderungen und Bewegungen von Jahreszeiten und Wetter abhängig. Das Leben draußen war über viele Jahrhunderte hinweg die tägliche Daseinsform für alle. Vom Händler bis zum Pfarrer, vom Bauern bis zum Junker, von den griechischen Philosophen, die sich auf der Agora trafen, bis hin zu den Mönchen und Nonnen, die Selbstversorgergärten hegten und Heilkräuter kultivierten. Erst die Aufklärung hat das Stubenhocken hervorgebracht, denn Wissen war plötzlich für jedermann ein Weg in ein anderes, scheinbar besseres Leben. Und dann die Industrialisierung, eine Entwicklung, die letztendlich immer noch anhält. Die Städte werden immer größer, die Arbeitsprozesse immer vielfältiger, die medialen Aufgaben immer komplexer. Stetige Erreichbarkeit, permanente Verfügbarkeit erzeugen Stress. Wir fahren mit der U-Bahn oder dem Auto zur Arbeit und verschwinden dort für halbe Tage in klimatisierten Gehäusen. Wir sitzen in papierlosen Großraumbüros, in denen kaum noch Individualität erlaubt ist, und rennen am Abend in ein Fitnessstudio, um wenigstens hier die Bewegung nachzuholen, die der Arbeitsalltag ergonomisch nicht vorsieht. Unsere Kinder sitzen in der Schule, zuhause, am Computer, in der Nachmittagsbetreuung, am Abend auf dem Sofa. An den Wochenenden muss die nächste Woche gemanagt werden, von Wertstoffhof bis Großeinkauf, von Homeoffice bis Relaxen. Familien brauchen zwei Verdiener, um über die Runden zu kommen.

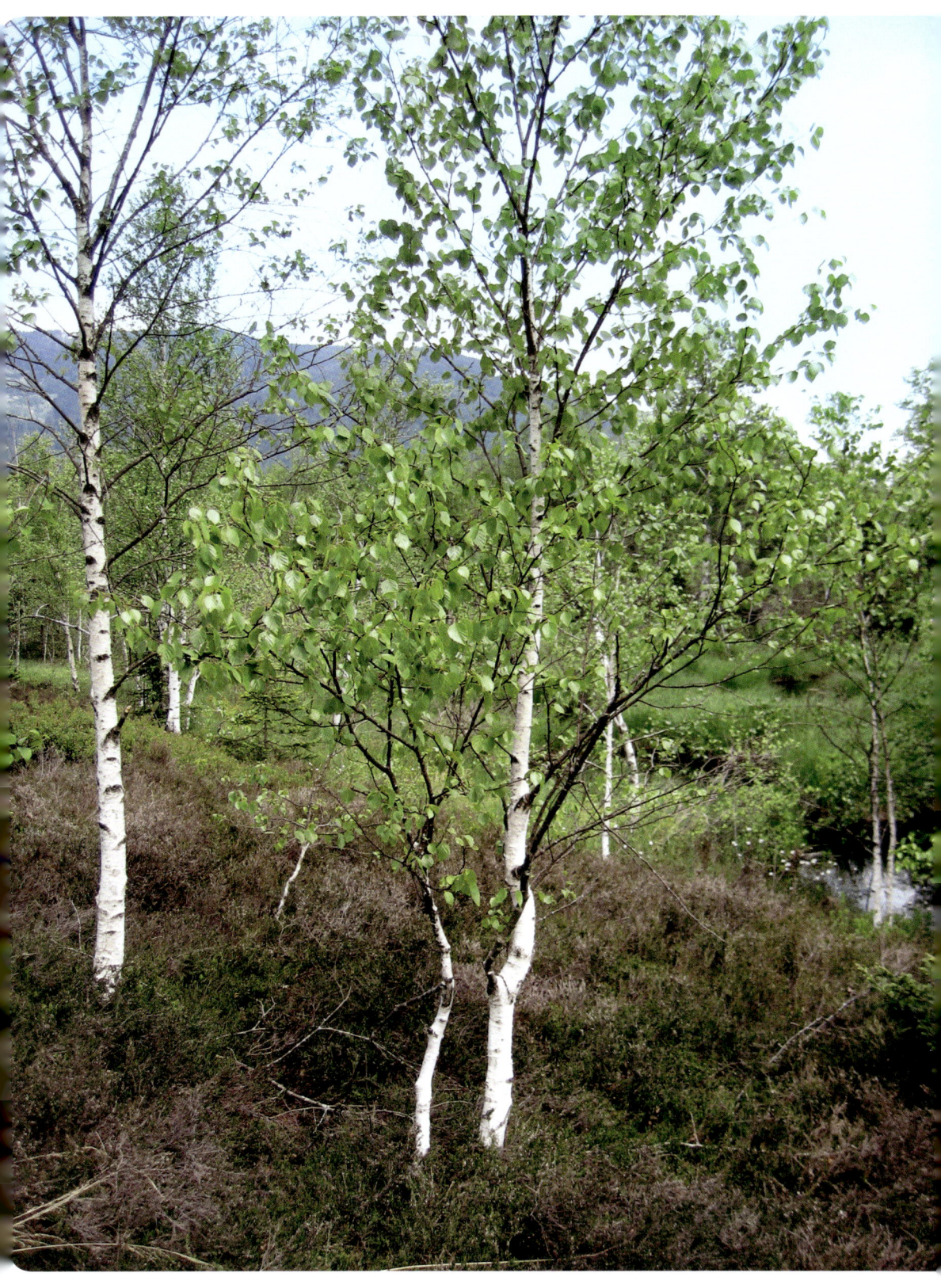

Der moderne Alltag kennt keine Pausen, kein Innehalten. Das alles trifft mal mehr, mal weniger zu. Und schürt Sehnsüchte, nach Indien zu gehen, einen Bauerngarten zu kultivieren, einen Weinberg zu pflanzen, ein Handwerk zu erlernen, ein Restaurant zu gründen. Große Projekte, die meist schon als Idee *verhungern*, weil kein Geld, keine Zeit, wenig Mut, zu viele Verpflichtungen, zu viele Unklarheiten dagegen stehen.

Und dabei ist die Sehnsucht nach einem Gegenentwurf nicht neu: Schiller und Goethe, beide Stubenhocker vor dem Herren schon wegen ihrer Arbeit, legten sich Gärten zu, die sie bewirtschaften ließen. Selbst haben die beiden nicht in der Erde gewühlt, ihnen gefiel die Idee, den Garten beobachtend zu genießen. Sie waren Vorreiter der Romantik, jener Epoche, in der Caspar David Friedrich ein neues Naturbild schuf, in dem Novalis die *Blaue Blume* besang und man einem vermeintlichen Idyll anhing. Schließlich das Biedermeier, als einem die vier Wände das liebste waren und auch der eigene Garten mehr als ein grünes Wohnzimmer, eben *hortus conclusus* gegen die weite Welt. Sehnsucht nach Grün ist keine Erfindung der Jetztzeit. Die Naturbewegungen Ende des 19. Jahrhunderts haben Klassiker hervorgebracht, die bis heute wirken. Von der Pfadfinderbewegung bis zum Philosophen Henry David Thoreau, der mit *Walden* eine Bibel des temporären Aussteigens geschrieben hat, als er sich selbst für zwei Jahre an einen See zurückzog. *Walden* beschwört die Magie der Natur und die Unbestechlichkeit der Elemente: ein See, der immer ein Spiegel sein wird, oder Geräusche, Farben, jene Unmittelbarkeit, die auf einen wirkt, wenn man sich der Natur aussetzt und sie an sich ranlässt. Im Grunde war Thoreau ein Wegbereiter von *Kraftquelle Grün*. Nur dass man heute den Benefit-Gehalt von *Rausgehen in die Natur* wissenschaftlich belegen kann: Umweltpsychologen, Biologen, Therapeuten, Anthropologen, Soziologen – sie alle haben Erstaunliches über Grün herausgefunden, sei es das Grün der Natur, das Grünkonzept einer Innenarchitektur, der Chlorophyllgehalt von Speisen oder der Philemon-und-Baucis-Effekt beim Gärtnern. Paare, die zusammen einen Garten anlegen, werden überdurchschnittlich oft zusammen sehr alt. Manager entscheiden anders, wenn sie in einem moosgrün bestuhlten Raum sitzen. Kräuter-Shakes sind nicht erst gesund seit sie *Smoothie* heißen und *Grün* oder *Green* ist nicht zufällig eines der beliebtesten Wortattribute bei Firmennamen.

Der Philosoph Jean Jacques Rousseau hat mit seinem *Zurück zur Natur* bereits vor 250 Jahren einen bis heute gültigen Claim kreiert. Doch diese Rückkehr zur Kraftquelle Grün muss auch *machbar* sein. Nicht jeder hat einen Garten oder lebt in Waldnähe, manch einem ist die Natur schlicht zu natürlich, und nicht jeder liebt es, von Mücken umsummt zu joggen oder Gymnastik mit Ameisen zu machen. Dennoch ist *einfach grün* für jeden machbar. Mit einfachen Mitteln. Vielleicht und im besten Fall ist dieses Buch ein Impulsgeber, ein grünes Ideenkompendium und Begleiter in einen neuen, etwas anderen Alltag. Grün hinterlässt Spuren, auf Fußballerhosen so sehr wie in der Seele. Denken wir doch einfach wieder ein wenig *back to nature*. *Kraftquelle Grün* ist ein Geschenk für alle Sinne. Lies dich *grün*!

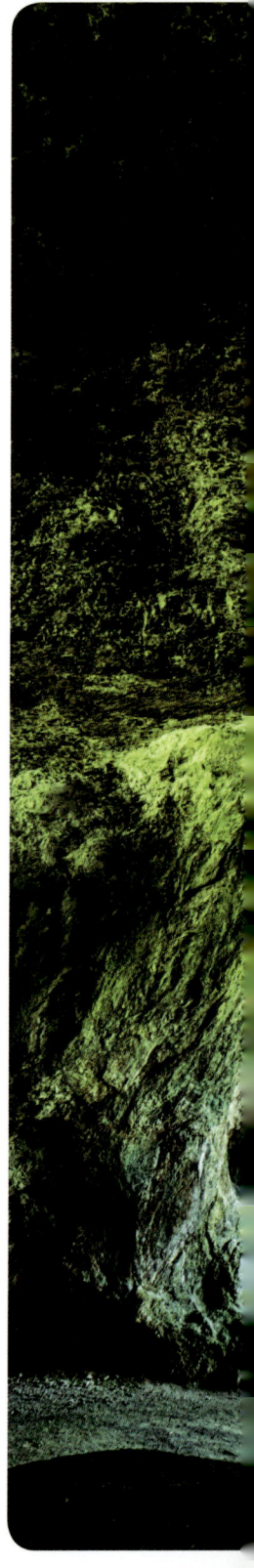

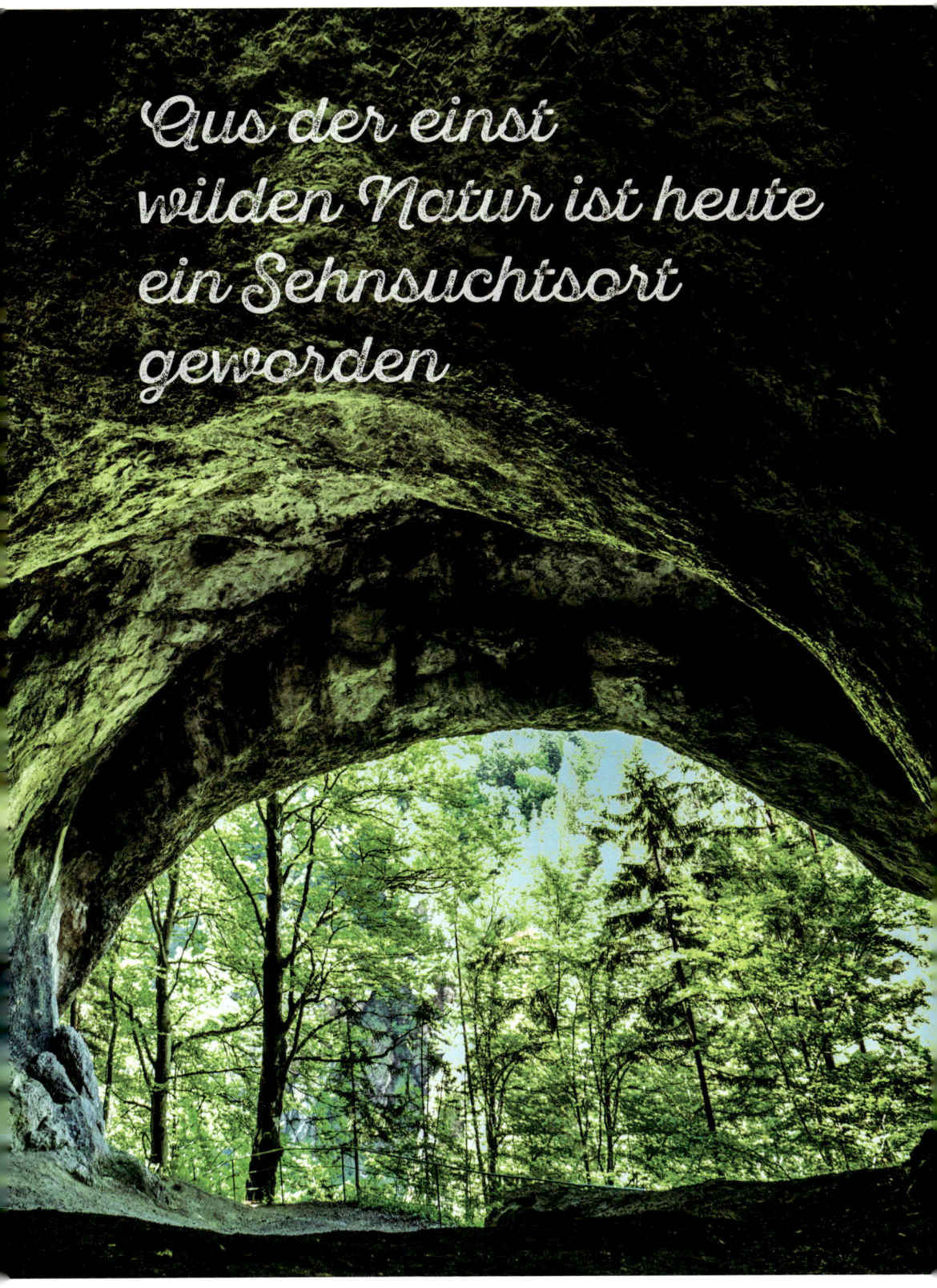

Aus der einst wilden Natur ist heute ein Sehnsuchtsort geworden

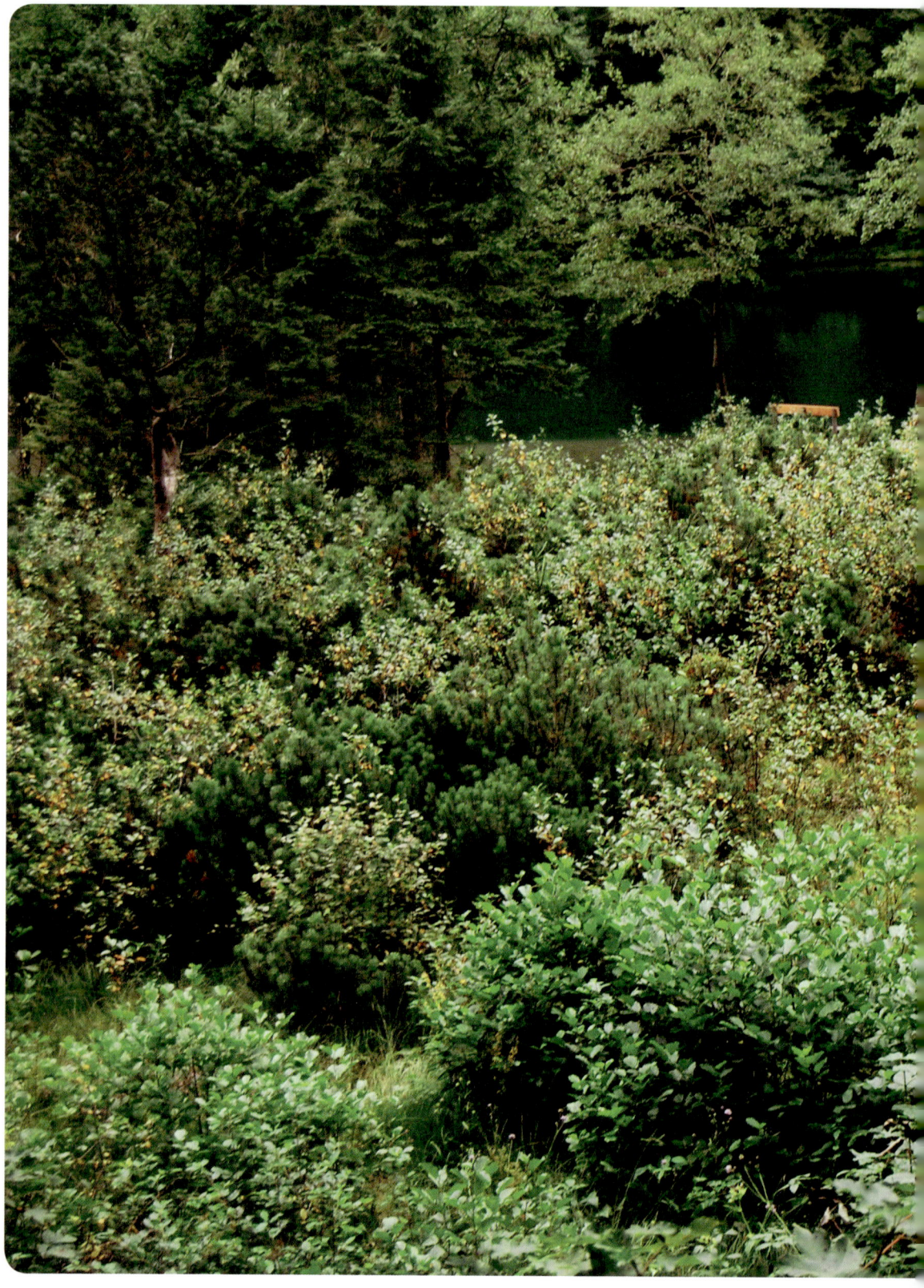

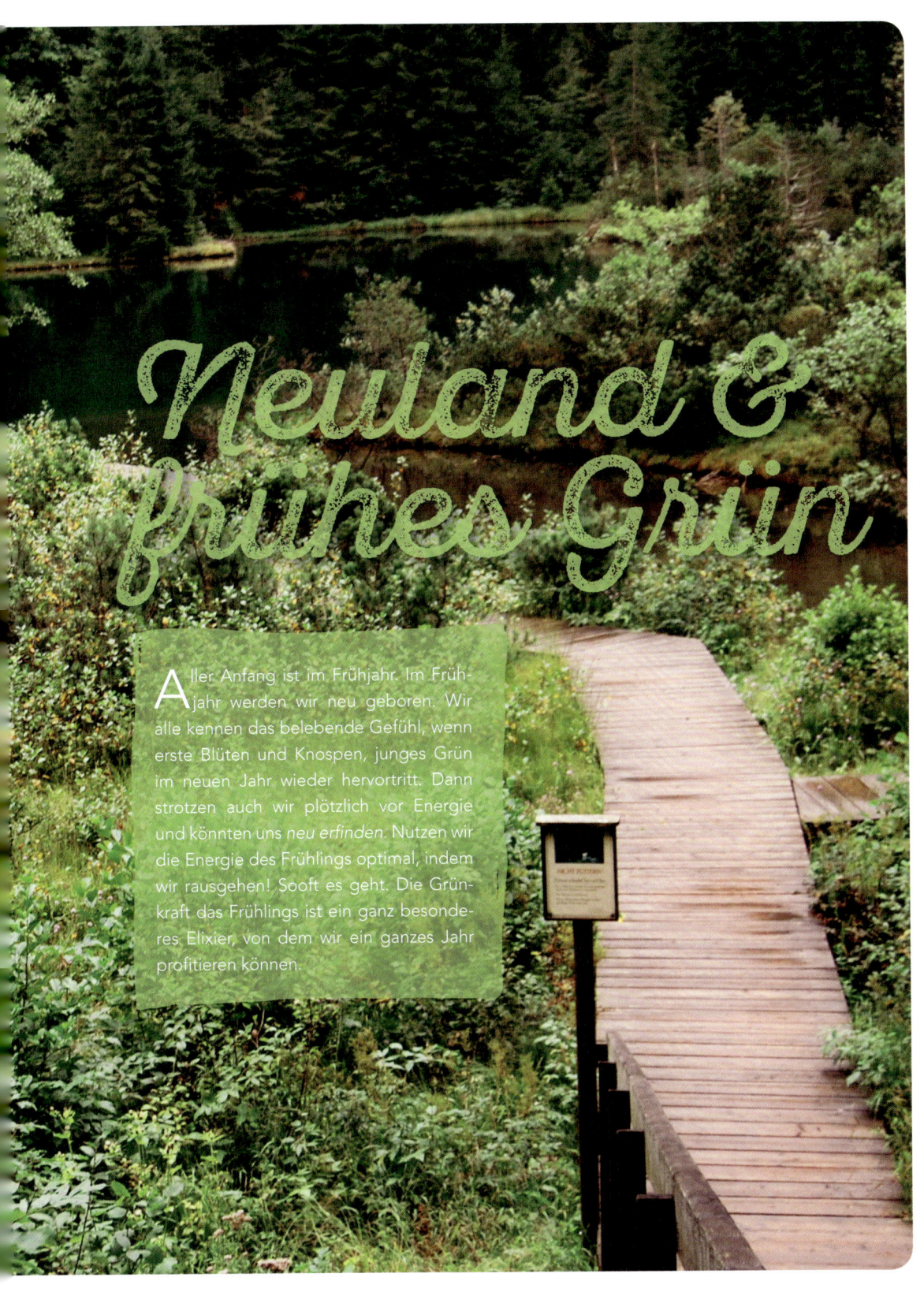

Neuland & frühes Grün

Aller Anfang ist im Frühjahr. Im Frühjahr werden wir neu geboren. Wir alle kennen das belebende Gefühl, wenn erste Blüten und Knospen, junges Grün im neuen Jahr wieder hervortritt. Dann strotzen auch wir plötzlich vor Energie und könnten uns *neu erfinden*. Nutzen wir die Energie des Frühlings optimal, indem wir rausgehen! Sooft es geht. Die Grünkraft das Frühlings ist ein ganz besonderes Elixier, von dem wir ein ganzes Jahr profitieren können.

Einfach neu

Einfach Grün – ein einfacher Ausdruck für einen Zustand, der wandlungsfähiger nicht sein könnte. Denn was assoziieren wir mit Grün? Natur, und Natur gehorcht den Jahreszeiten, muss sich permanent auf Veränderungen einstellen. Anpassung und Einfallsreichtum waren notwendig, um Flora und Fauna seit Jahrmillionen ein Überleben zu sichern.

Grüne Innovationskraft nutzen

Jeder bemerkt den Neuanfang, wenn sich im März mit den ersten warmen Sonnenstrahlen Knospen herauswagen, die Bäume von einem grünen Flaum überzogen werden und die Kraft der Erde geradezu körperlich spürbar ist. Diese Naturpower überwältigt uns und äußert sich in Frühjahrsmüdigkeit einerseits, auf der anderen Seite befeuert sie unsere Sinne – sensorisch mit Farben und Gerüchen, mental mit dem Wissen, dass ein neuer Jahreskreislauf startet. Und schließlich der physische Push: Im Frühjahr wollen wir raus. Vielleicht haben wir kurz nach Silvester ernste Vorsätze gefasst. Was wäre, wenn wir diese einfach mit der Frühlings-Tag-und-Nacht-Gleiche im März starten würden? Abnehmen, mit dem Rauchen aufhören, mehr Sport treiben, sich mehr engagieren? Wir alle kennen die Neujahrsvorhaben, die schon vier Wochen später in der Dunkelheit des Winters und Alltags verraucht sind – weil der Winter nun einmal *natur*gemäß ein Ruhemonat ist, in dem wir Kraft sammeln, um Neues anzugehen. Radikale Lebensumstellungen sind da schwierig. Denn wir sind bei aller Verstädterung Naturwesen, die weniger einen Gregorianischen Kalender in sich tragen als die Rhythmen eines in Jahrmillionen gewachsenen *Naturgedächtnisses*.

Erfinderische Natur

Die Natur muss sich immer wieder neu erfinden. Geänderte klimatische Verhältnisse haben manche Spezies aussterben lassen, andere haben sich durch Anpassung oder unspezifische Bedürfnisse ein Überleben gesichert. Natur ist erfindungsreich und Bionik, jene Wissenschaft, die Technik und Biologie zusammenbringt, boomt mehr denn je. Klettverschlüsse beispielsweise, patentiert seit 1951, wären ohne die Erforschung von Kletten und ihren Eigenschaften nie erfunden worden. Mero-Knoten, kugelförmige Verbindungsmodule, ohne die moderne Trägerkonstruktionen gar nicht denkbar wären, sind von den raffinierten Stecksystemen der Korallen kopiert. Materialforschung bei Pflanzen hat den intelligenten Stoff Gore-Tex® hervorgebracht, Displaybeschichtungen sind Wirkweisen in einem Pflanzensaft abgeschaut. Natur bleibt

Die Natur ist ein riesiger Thinktank, ein vegetatives Labor, also weit mehr als ein immergleiches Biotop, das uns mit frischem Sauerstoff und beruhigendem Grün versorgt.

nie stehen. Der lähmende Satz »das war schon immer so«, jener Bremsklotz, der Gruppen zum Stillstand bringt und Neuentwicklungen aushebelt, ist nicht *natürlich*. Wer nun einwendet, dass die Natur doch fast jedes Jahr ein eingespieltes Programm von Wachsen, Blühen, Früchte tragen und Vergehen abspult, hat nur zum Teil recht. Denn auch innerhalb dieses Programms gibt es Abweichungen, sei es durch klimatische Besonderheiten, Populationen, die erstarken oder schwach werden, das Zusammenspiel von Nahrungsangebot und -nachfrage, biologische Phänomene. Tiere oder Pflanzen, die ein »das haben wir schon immer so gemacht« abspulen würden, überleben nicht. Einfallsreiche Lebensformen aber entwickeln neue Strategien. Ganz einfach.

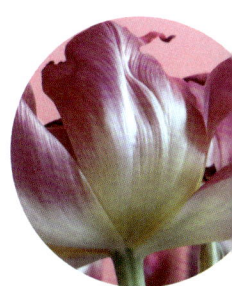

Wir Menschen sind bestens ausgestattet, um uns ständig neu zu erfinden: durch unser Gehirn und unsre emotionale Intelligenz. Beide ermöglichen uns Einfallsreichtum – beide sind Fluch und Segen für die Entwicklung unserer Welt. Wer hätte vor 100 Jahren geglaubt, dass wir per Knopfdruck unser gesamtes Leben steuern können? Wer hätte geahnt, dass Maschinen unsere globale Logistik regeln? Wer dachte an eine parallele digitale Welt, die Daten, Denken und Daseinsformen beeinflusst, ohne körperlich vorhanden zu sein? All diese kreativen Tsunamis treffen auf ein allzu menschliches Verhalten: die Sehnsucht nach Vertrautem. Wir segeln auf einem großen Ozean der Neuerungen. Um uns nicht darin zu verlieren, brauchen wir Gewohntes und Flexibilität. Es macht keinen Sinn, sich einer Welle entgegenzustellen. Mitfließen, beweglich sein ist eine Überlebensstrategie. Die Natur macht es uns vor. Sie ist die verlässliche Inspirationsquelle, wenn es darum geht, im Meer der Aufgaben nicht verloren zu gehen. Sie kann einfach grün sein und doch komplex. Die Natur ist uns Vorbild und Vademekum, Rückzugs- und Projektionsfläche in einem. Sie schenkt uns Vielfalt und macht unsere Köpfe frei. Sie ist Spiegel und Regulativ, beherrschend und befreiend zugleich. Urwald oder Stadtpark, beides bringt uns weiter. *Kraftquelle Grün* ist keine Floskel, sondern eine Aufgabe, die uns gerade im Frühling ungeahnte Kraft gibt.

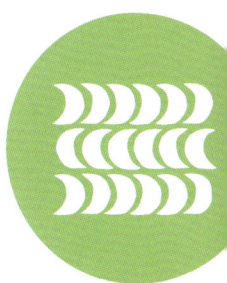

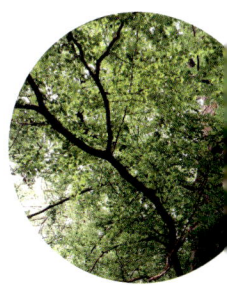

Morgenlicht-
Traumreise

In der indischen Chakrenlehre steht Hellgrün, die Farbe des Frühlings, des Neubeginns und Erwachens für das Herzchakra. Dort ist die reine, nichtwertende, bedingungslose Liebe beheimatet, wir öffnen uns wie eine Knospe im Frühling für unsere Umwelt. Mit dieser Traumreise wirst du, am besten schon am Morgen, vitalisiert und offen für einen neuen Tag, ein neues Jahr.

Atme grüne Lebenskraft

• Leg dich bequem hin. Wenn es warm genug ist, übst du am besten draußen oder bei geöffneten Fenstern. Wenn du möchtest, kannst du auch ein Duftlämpchen mit Zitronenmelisse, Lemongras, Limette oder Pfefferminze aufstellen. Die Zitrusaromen wirken belebend, Pfefferminze energetisch reinigend.

• Schließe die Augen. Atme tief und entspannt durch die Nase langsam in den Bauch ein und dann wieder aus, bis deine Atmung einen gleichmäßigen Rhythmus gefunden hat. Spüre, wie deine Beine und Arme von der Nacht noch angenehm schwer auf dem Boden liegen.

• Atme nun weiter durch die Nase, aber tief in die Brust ein, sodass sich dein Brustraum mit jedem tiefen Atemzug mehr ausdehnt. Ziehe mit jeder Einatmung dein Brustbein etwas hoch Richtung Decke. Mit jedem Atemzug spürst du, wie mit der frischen Morgenluft neue Energie und Kraft in dich strömen.

• Konzentriere dich auf die Dehnung deines Herzraums durch deine bewusste Atmung. Stelle dir vor, in deinem Brustkorb, dort, wo dein Herz sitzt, befände sich eine kleine, leuchtende grüne Kugel. Mit jedem Atemzug wird sie etwas größer und beginnt mehr zu leuchten. Atemzug um Atemzug breitet sich mehr Licht und Wärme in deinem Brustkorb aus. Du bist ganz ausgefüllt mit pulsierender Energie, wie ein Samenkorn kurz vor dem Keimen.

• Der Lichtball füllt nun deinen gesamten Brustraum aus, leuchtend, warm und sanft pulsierend im Rhythmus deiner tiefen Atemzüge. Lege deine Hände über Kreuz auf deine Herzgegend. Du kannst die frische Kraft und Energie des grü-

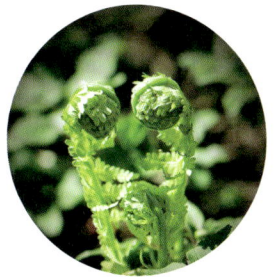
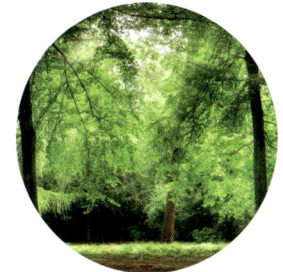
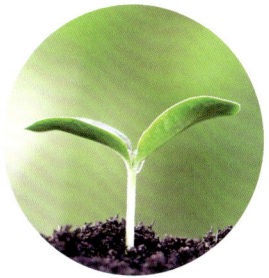

nen Lichts unter den Handflächen fühlen, greifen. Mit der nächsten Einatmung streichst du mit den Handflächen über deine Schultern, nimmst die Energie mit, öffnest die Arme, bis sie seitlich ausgestreckt neben deinem Körper liegen. Hebe dabei dein Brustbein zur Decke und strecke deine Arme, wie ein Pflanzenkeim, der dem Licht entgegenstrebt. Die Lebenskraft erfüllt dich nun bis in die Fingerspitzen. Langsam ausatmen. 3 x wiederholen.

• Mit der nächsten Einatmung verteilst du das grüne Licht mit beiden Händen über Gesicht und Kopf. Recke dabei genüsslich den Kopf, wie bei einer erfrischenden Morgendusche. Spüre, wie die Energie sanft auf deiner Haut kribbelt und dich bis in die Haarspitzen erfüllt. 3 x wiederholen.

• Mit der nächsten Einatmung streichst du mit den Händen über Brust, Bauch und Oberschenkel nach unten. Strecke dabei Beine und Fußspitzen lang, um den Energiefluss zu unterstützen. 3 x wiederholen.

• Du bist nun ganz ausgefüllt mit grünem Licht. Mit jeder Einatmung streckst du Kopf, Arme, Beine und die Wirbelsäule etwas weiter. Stelle dir vor, du bist ein frischer grüner Pflanzenkeim, der mit jedem Atemzug wächst und gedeiht, an Stärke und Farbe gewinnt. Wenn du dich ganz ausgewachsen, gedehnt und stark fühlst, spürst du diesem Gefühl einen Moment nach und verinnerlichst es. Öffne dann die Augen, strecke dich noch einmal und starte offen und erfrischt in die Welt.

Kraftseite
Wie wir unsere grüne Mitte finden

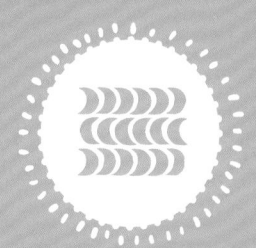

Grün für die Psyche

Über 18 Jahre lang haben Matthew White, Umweltpsychologe der Universität Exeter, und seine Forschungsgruppe tausende Engländer nach ihren Lebensumständen, zum Beispiel Wohnort, Arbeitsplatz, Familienstand befragt. Das Ergebnis war so eindeutig wie verblüffend: Wer in der Nähe von Grünflächen lebte, war psychisch und physisch deutlich stabiler. Ja, ein Park in der Nähe der Wohnung machte sogar ein Drittel des subjektiven Wohlfühlfaktors aus. Eine Studie an holländischen Patienten war 2009 ähnlich *grün* ausgefallen. Die großen Volksleiden wie Diabetes, Asthma, Bluthochdruck, Kopfschmerzen traten signifikant weniger auf, wenn sich Grünflächen in der Nähe von Arbeitsplätzen und Wohnungen befanden. Damit war wissenschaftlich erwiesen, was man schon lange ahnte. Natur oder naturnahe Plätze können zum Wohlfühlen vieler Menschen beitragen. Grün ist also nicht nur ein subjektiver Stimmungsaufheller, sondern ein objektiv messbarer Gesundbrunnen.

Bereits in den 1970er Jahren machten sich Wissenschaftler dafür stark, Naturerfahrung therapeutisch einzusetzen. Die Psychologin Jeanne Achterberg versuchte, durch bewusste Imagination von Natur positiven Einfluss auf die Psyche ihrer Patienten

zu nehmen. Mittlerweile ist diese Methode in der Krebsbehandlung Teil des Therapiekanons. Denn durch Hypnosen, Meditationen und Imaginationen können Entzündungsmarker verringert, der Blutdruck gesenkt und psychische Leiden gelindert werden. Wie stark auch optische Reize wirken, beweisen Versuche, eine Baumlandschaft, sich wiegende Grasfelder oder tiefgrüne Seen auf großen Bildschirmen in Krankenhäusern oder Wartezimmern zu zeigen. Angst und Aufregung werden spürbar geringer.

Der Psychologe Hilarion G. Petzold hat mit seinen körper- und bewegungszentrierten Ansätzen dem *Go Green*, dem therapeutischen Rausgehen, zu einem Status verholfen, der in der Psychologie, Medizin sowie Pädagogik erfolgreich angewendet wird. Sogar in *virtual reality*, also virtuellen Szenerien, funktioniert der *Go-Green*-Effekt. Wer sich via Joystick in die Natur begibt, hat zwar nicht den gleichen Wohlfühleffekt wie im realen Wald, erreicht aber zweifelsohne positive Wirkung. Tatsächlich reduziert ein Tag im Wald das Stresshormon Adrenalin um bis zu 50 Prozent. Für eine Mini-Walddusche (s. S. 18) reicht auch schon das Versprühen von Pinienduft. *Zurück zur Natur* ist keine romantische Floskel. Wer heute die Anforderungen der Zivilisation gesund meistern will, braucht das grüne Äquivalent. Auch Coaches setzen verstärkt auf die grüne Seite der Erde.

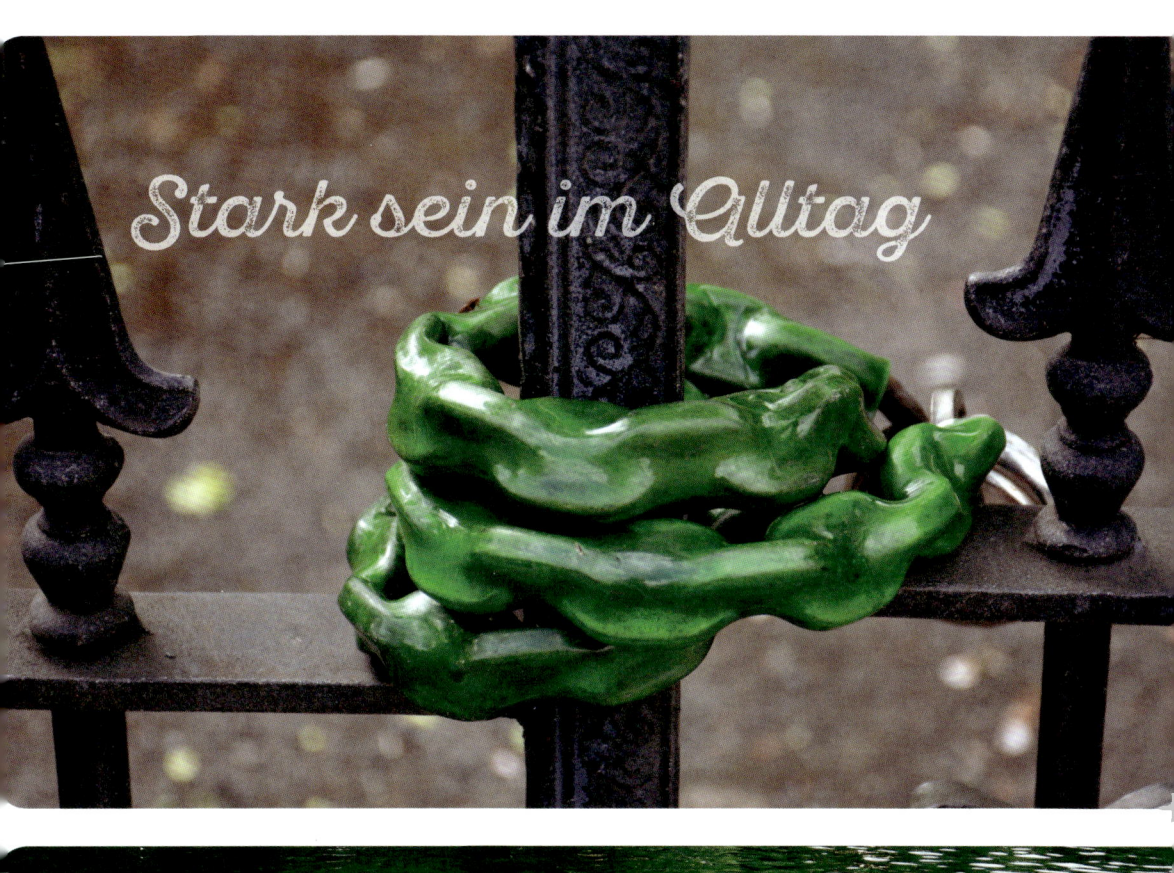

Stark sein im Alltag

Kleine Kraftspender

• Sammle Zweige von Nadelbäumen, frisches Moos, Blätter und lockere Erde. Arrangiere alles auf einem Tablett oder in einer flachen Schale zu einem Waldmandala.

• Berühre die frische Frühlingserde mit Händen und Füßen, rieche den Duft frischen Grases und frischer Erde.

• Suche dir kleine grüne Oasen in deiner Umgebung. Das kann ein zierlicher Busch sein oder ein kleiner grüner Kiosk, ein Blumenladen, der dich jeden Tag aufs Neue mit seiner Blumenauswahl überrascht.

• Suche dir ein Gewässer, das dein Kraftort ist. Die Natur in Verbindung mit Wasser ist die stärkste *Green Therapy*.

Natur

Neugeboren durch Gehen

Unsere heutige Welt kennt kaum noch Rituale. Die religiösen, sozialen und habituellen Strukturen sind weitgehend aufgelöst, wir leben spontan und frei, ohne konventionelle Strukturen. Auch die Arbeitswelt hat sich dahingehend geändert, Grenzen werden fließend. Die Wohnung ist das Büro und das Büro kommt in Form von E-Mails bis zu uns nach Hause.

Das grüne Lauf-Ritual

Dieses grenzenlose Leben kann Stress erzeugen. Denn niemals sind die Dinge abgeschlossen. Zeit zum Luftholen wird knapp. Gerade deshalb sind Rituale wichtig. Sie sind die Haltegriffe für die Seele, das Vertraute, etwas Verlässliches, ja, die Ruhepole, die auf Grund früh eingeübter Regeln schnell Wirkung zeigen. Wir kennen das von unseren Kindern. Die immer gleiche Zu-Bett-Geh-Regie, die immer gleichen Worte für die Gute-Nacht-Geschichte, solche verlässlichen Tagesabläufe geben ihnen Sicherheit. Rituale strukturieren auch unseren Tag. Ein *grünes Lauf-Ritual* kann das kleine Fluchtprogramm sein, das Überhitzung, sprich Stress, verhindert. Wer einen Hund hat, kennt diese Form der Rituale nur zu gut. Früh, mittags, nachmittags, abends, ob es stürmt, brütend heiß ist oder eben einfach aus Kübeln gießt. Der Hund muss raus. Man selbst muss mit. Gut so. Dieser *Zwang* sorgt bei Hundebesitzern automatisch für Entschleunigung. Ob es nun ein kurzer Spaziergang ist oder die ausgedehnte Wanderung durch Wald und Flur. Der Erholungswert setzt fast sofort ein, wenn man mit dem Hund das Haus verlässt (vorausgesetzt, man hat kein nervöses Tier, das sämtliche Aufmerksamkeit absorbiert). Menschen, die ihren Hund verloren haben, klagen oft über fehlende Tagesstruktur. Warum aber nicht mit sich selber Gassi gehen? Sich ganz ohne Hund eine Entschleunigung gönnen?

Therapieort Wald

Wissenschaftlich erwiesen ist, dass Laufen in einem nahe gelegenen Grün den Kreativitätsausstoß deutlich steigert. Als das japanische Ministerium für Landwirtschaft, Forsten und Fischerei in den 1980er Jahren den Begriff *Shinrin Yoku*, Waldduschen, kreierte, ahnte keiner, dass diese Form des intensiven Walderlebens, nämlich mindestens zwei Stunden Spazierengehen im Wald, einmal flächendeckend zur Gesundheitsvorsorge eingesetzt würde. Nachgewiesen ist heute, dass Waldduschen den Puls reguliert, den Blutdruck senkt, die körpereigenen Killerzellen mobilisiert und somit das Immunsystem stärkt.

Mit Waldduschen die grüne Mitte finden

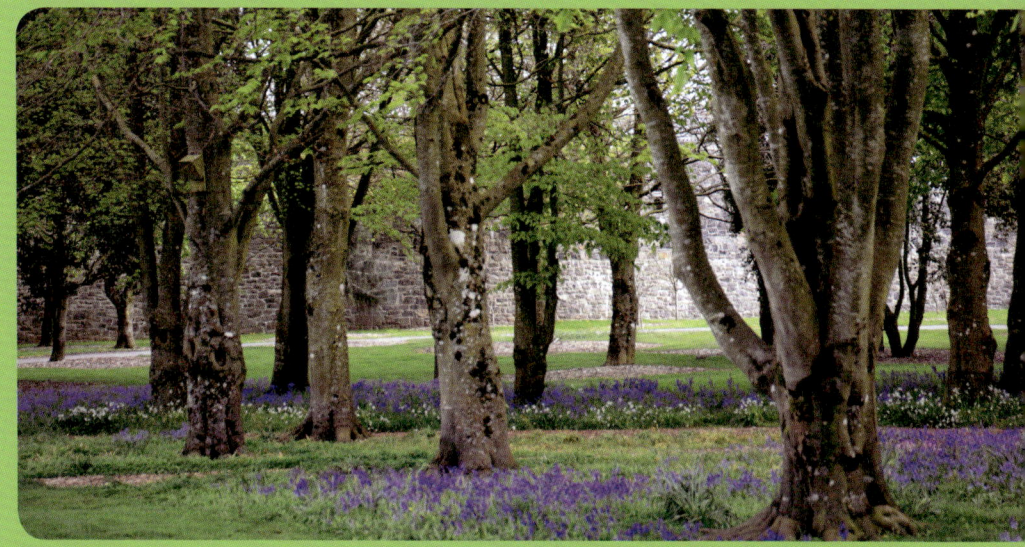

Finde dein Ritual

- Eine Stunde in der Woche im Wald bringt schon den genannten Effekt. Suche dir einen nahe gelegenen Wald, der dir sympathisch ist. Vielleicht ist es ein Stadtforst, vielleicht aber auch nur ein baumstarker Park oder eine Fluss-aue – denn durch Wassernähe wird der Erholungswert noch gesteigert.
- Erlebe beim Waldduschen, wie sich die Luft unter dem Blätterdach verändert.
- Lausche, wie der Alltagslärm abnimmt. Suche Geräusche, die du nicht kennst.
- Spüre den federnden Waldboden, indem du einige Meter barfuß gehst oder einfach neben dem Weg.

Kraft
Rezepte

Mit dem nährenden Porridge oder dem Omelette als gesunder Eiweißbombe bist du gestärkt für den Tag. Dazu am besten eine Tasse Matchatee genießen. Matcha wirkt vitalisierender als Kaffee und steckt zudem voller hochwirksamer Antioxidantien.

Pistazien-Vanille-Porridge

60 g feine Haferflocken • 1 EL fein gehackte, ungesalzene Pistazienkerne • 250–300 ml Milch oder Wasser • 1 Prise Salz • 1 TL Honig oder Agavendicksaft • ½ TL Vanilleextrakt • 1 TL Butter

❶ Die Haferflocken zusammen mit den Pistazien, der Flüssigkeit, einer Prise Salz, der Süße und dem Vanilleextrakt in einem kleinen Topf, für den es einen Deckel gibt, mischen.
Die Mischung bei mittlerer Hitze unter ständigem Rühren langsam erhitzen. Sobald sie dick wird, die Herdplatte ausschalten.

❷ Die Butter einrühren und den Porridge abgedeckt etwa 3 Minuten ruhen lassen.
Am besten mit einem frischen Obstsalat in einer Marinade aus etwas Zitronensaft und gehackter, frischer Minze genießen.

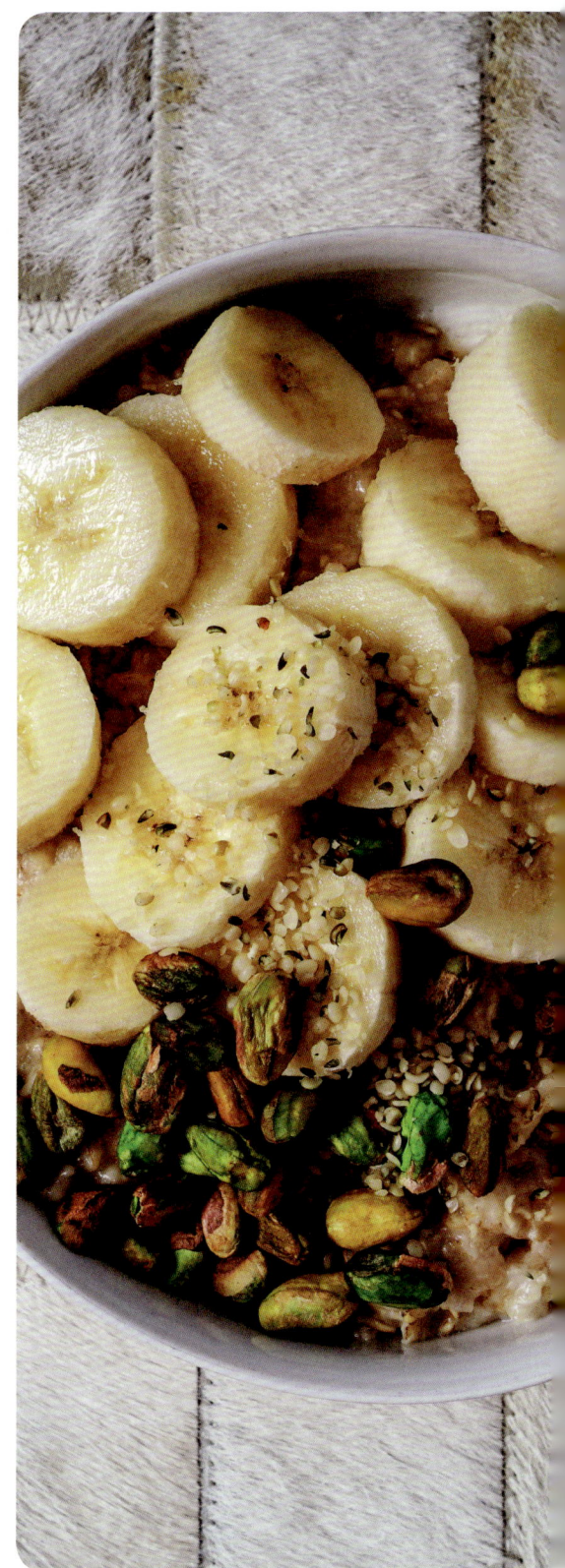

Omelette mit Pfefferminz-Guacamole

Für die Guacamole

1 reife Avocado • 1 EL fein gehackte, frische Pfefferminze • 1 Spritzer Zitronensaft oder Zitronenöl • Salz und frisch gemahlener Pfeffer nach Geschmack

Für das Omelette

2 Eier • 2 Prisen Salz • 1 EL Milch oder Sahne • 1 EL Pflanzenöl zum Braten • 1 gewürfelte Tomate ohne Kerne

❶ Für die Guacamole die Avocado halbieren, den Kern entfernen und das Fruchtfleisch mit einem Löffel in eine kleine Schüssel kratzen. In Würfel schneiden oder mit einer Gabel grob zerdrücken und mit Minze und Zitronensaft oder -öl verrühren. Mit Salz und Pfeffer nach Geschmack würzen.

❷ Für das Omelette die Eier mit Salz und Milch beziehungsweise Sahne verquirlen. Das Öl in einer kleinen Pfanne erhitzen. Das verquirlte Ei in die Pfanne geben.

❸ Sobald das Ei zu stocken beginnt, den Deckel oder ein großes Holzbrett auf die Pfanne legen und die Herdplatte ausschalten. Das Omelette auf der Resthitze ganz stocken lassen.

❹ Das fertige Omelette zum Servieren auf einen Teller gleiten lassen, die Tomatenwürfel gleichmäßig darauf verteilen und mit reichlich Pfefferminz-Guacamole bestreichen.
Zuklappen und genießen.

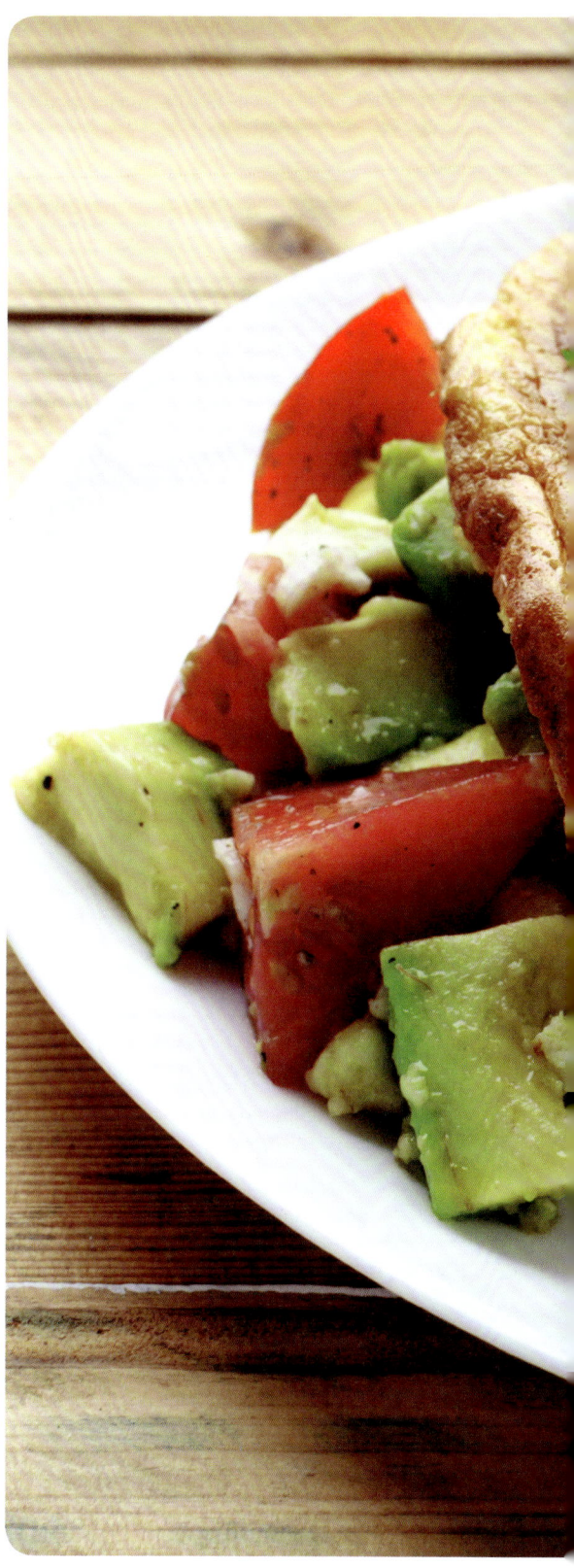

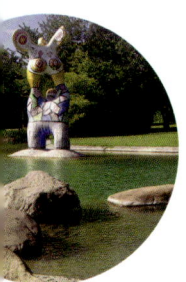
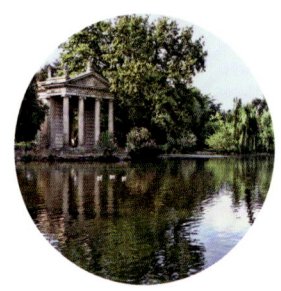

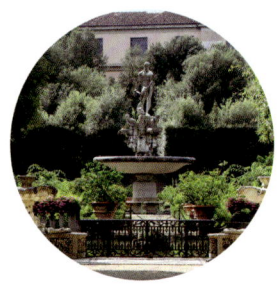

Dein Garten
Inspirationsgärten

Im Frühling *starten* wir unseren Garten oder Balkon neu. Aber auch unseren inneren Garten, sprich unser Seelenleben und unsere körperliche Fitness, stellen wir zu Beginn eines jeden Jahres auf den Prüfstand. Ob innerer oder äußerer Garten, das Frühjahr ist stets der Beginn eines *neuen Gartens*. Denn kein Garten wird, wie er einmal war.

Konzentration auf ein Thema

Frühling, dieses Fest der Wandlung, ist wie ein Jungbrunnen für unsere Seele, der uns neue Themen vorgibt. Vielleicht wollen wir im Frühjahr unserem *echten* Garten ein neues Thema geben? Themengärten sind heute angesagter denn je. Dabei sind sie eine der ältesten Formen der Gartengeschichte. Die sagenhaften hängenden Gärten der Semiramis waren der Versuch, exotische Pflanzen im Wüstenklima zu ziehen und sich die Welt ins Haus zu holen. Die antiken, arabischen Wassergärten zeigten das Kostbarste in heißen Ländern: Wasser und grüne Pracht. Schließlich schufen die frühchristlichen Mönche einen Gartentypus, der bis heute in etwas abgewandelter Form ein rustikales Vademekum, ein Seelenheilquell ist: den Klostergarten. Diese klassischen Selbstversorgergärten

mit ihren von Geflecht begrenzten Gemüsebeeten, den Kräuterecken und den Buchsbaumachsen sind heute so modern wie vor 1200 Jahren, als der *St. Galler Klosterplan* geschaffen wurde und Walahfrid von Strabo auf der Insel Reichenau sein *Hortulus*, sein *Gärtlein* entwarf und darüber schrieb. Aus den reinen Nutzgärten wurden Heilkräutergärten, schließlich Kunstgärten in der Renaissance, als sich der Adel privat im Grünen treffen wollte. Die Boboli-Gärten in Florenz sind die berühmteste Renaissance-Anlage Italiens, voller Grotten, Statuen und Waldimitationen. Die Villa Borghese, erbaut im 16. Jahrhundert, ist bis heute die grüne Lunge Roms, ähnlich den Tuilerien in Paris.

Der grüne Frieden in den Städten

Die Städtebauer erkannten früh die Notwendigkeit einer grünen Oase inmitten der Stadt. Als im

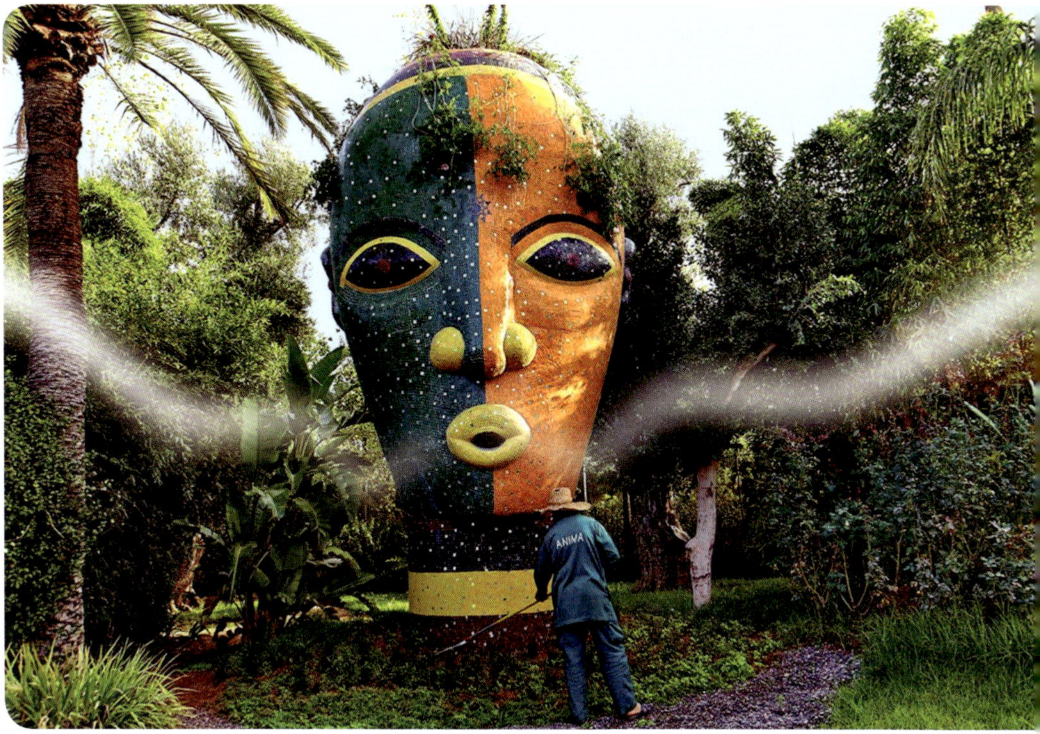

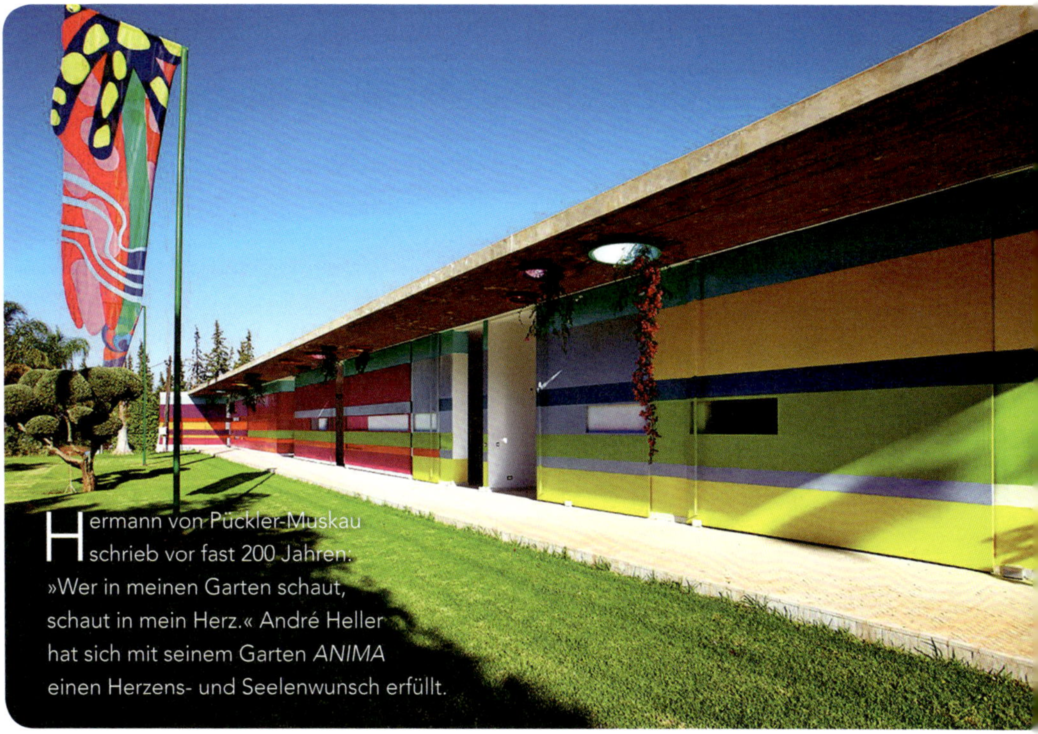

Hermann von Pückler-Muskau
schrieb vor fast 200 Jahren:
»Wer in meinen Garten schaut,
schaut in mein Herz.« André Heller
hat sich mit seinem Garten *ANIMA*
einen Herzens- und Seelenwunsch erfüllt.

Die wahren Abenteuer sind im Kopf und sind sie nicht im Kopf, dann sind sie nirgendwo.

André Heller

18. Jahrhundert Ludwig von Sckell, inspiriert von englischen Vorbildern, den Englischen Garten in München anlegen ließ, eine der weitläufigsten innerstädtischen Gartenanlagen der Welt, hatte der Auftraggeber Kurfürst Carl Theodor nur eines im Sinn: in Friedenszeiten seinen Soldaten eine nützliche Beschäftigung zu geben. Schon bald wurde die ganze Anlage zum Volkspark. »Wir gehen ins Grüne« heißt in München »wir gehen in den Englischen Garten«, zum Laufen, Hunde treffen, unter Bäumen liegen, in den Biergarten, zum Schwimmen, Reiten, oder einfach, um den lieben Gott einen guten Mann sein zu lassen. Die grüne Lunge ist ein Ort des Friedens.

Kulturgärten

Kunst in Gärten gab es schon bei den Römern, wie die Ausgrabungen in Pompeii beweisen. In der Renaissance kam kein Garten ohne aus. Im Barock wurden ganze Gebäude aus aller Welt nachgebaut. Exotische Architektur war schick. Im 20. Jahrhundert hielt die Pop Art Einzug in die öffentlichen Gärten. Die Künstlerin Niki de Saint Phalle zum Beispiel komponierte Gartenanlagen mit ihren fantastischen *Nanas*.

Dass Gärten auch immer Prestigeobjekte sind, beweist die Firma Swarowski mit ihren Kristallwelten bei Innsbruck, die sie vom Künstler André Heller entwerfen ließ. Diese Gartenanlage nimmt die barocke Gartenlust auf und demonstriert Ideenreichtum und Opulenz. Es muss also nicht immer *einfach grün* sein. Grün kann auch protzen. Oder eben imponieren. Das jüngste Projekt des Gesamtkünstlers André Heller ist *Anima*, ein Garten bei Marrakesch. *Le retour du paradis*, die Rückkehr des Paradieses, nennt Heller sein fantastisches Projekt, das Pflanzen und Objekte, Orient und Okzident bunt und lebenshungrig vereint. Es zeigt einmal wieder, welch sinnerweiternde Wirkung ein Garten der Kreativität haben kann.

Sinne wachsen lassen

Wie auch immer du deinen Themengarten anlegen möchtest, denke darüber nach, dass ein Garten lebendig ist. Er wird manchen Impulsen folgen, die du nicht erdacht hast. Er wird sich jeden Winkel nehmen, den du ihm lässt. Und er wird formen und gestalten auf ganz eigenwillige Art. Wenn du einen Themengarten anlegst, ist das eine Schule der Geduld, der Toleranz, aber auch der Kreativität und des Durchhaltens. Des Gebens und Nehmens.

Do ut des – gib, damit dir gegeben wird – dieses alte Opferprinzip der Römer ist bis heute in unserer Rechtssprechung verankert. Es könnte auch das Motto für jede Gartengründung sein. Gib der Natur Raum, Muße und Demut und sie wird dich beschenken. Form und Thema kannst du vorgeben, aber das Grün wird dich mit Einfallsreichtum überwältigen.

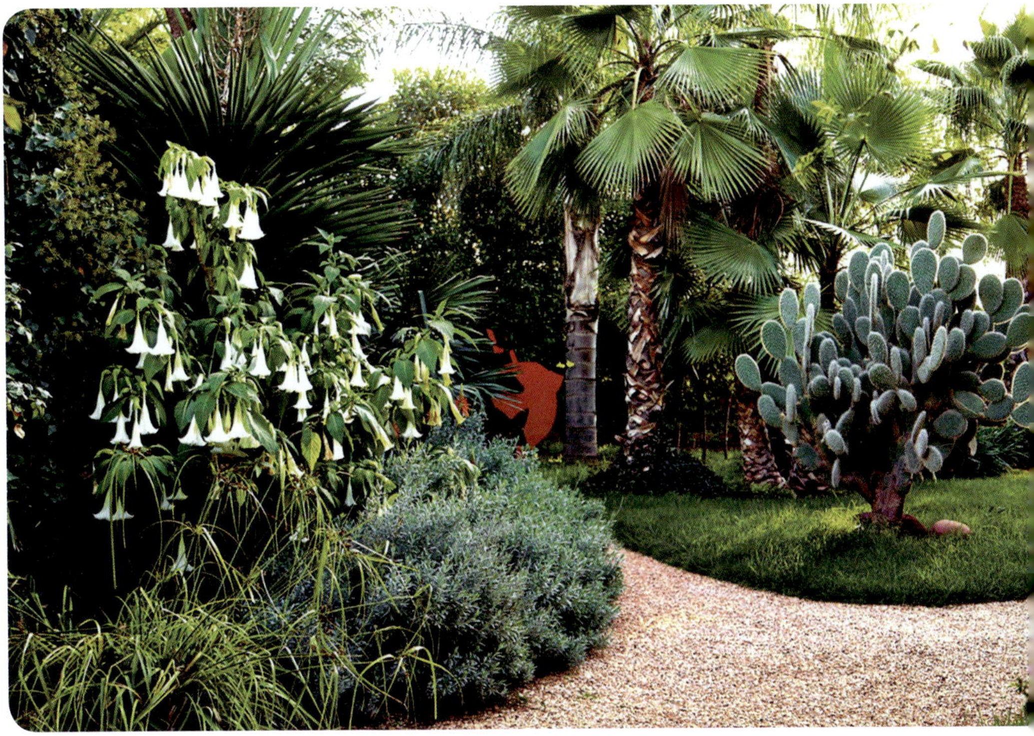

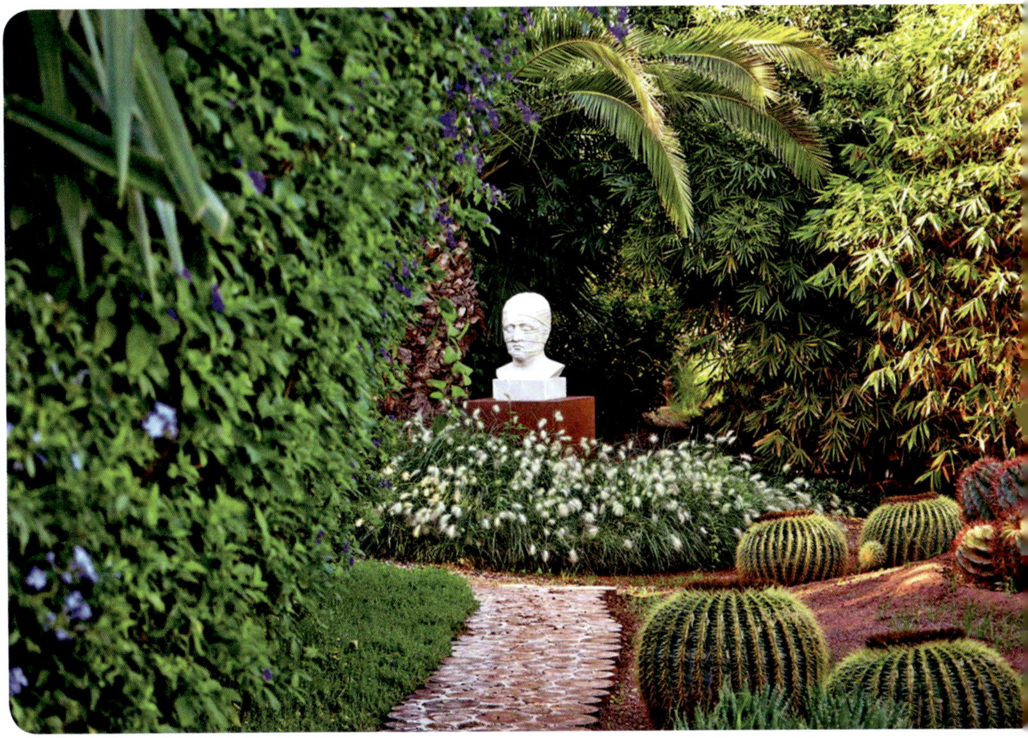

Schaffe dir einen Themengarten

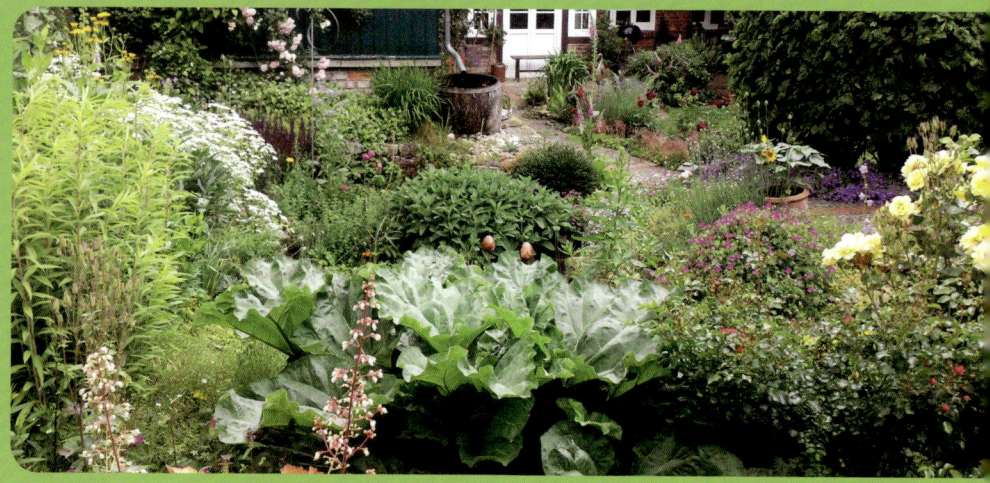

Dein Hildegard-Garten

Hildegard von Bingen war eine Kräuterkennerin. Sie züchtete, probierte, forschte, ließ sich Samen aus fernen Ländern kommen. Heute besinnen wir uns wieder mehr auf ihr Kräuterwissen. Ihr *Physica*, ihr Kompendium der Heilkräuter, ist moderner denn je. Die meisten von Hildegards Heilpflanzen sind anspruchslos und gedeihen auch im Hausgarten.

Du brauchst

ein rechteckiges Beet, evtl. auch Hochbetttröge, die man in verschiedenen Größen kaufen kann (Baumarkt) und die sogar auf einem Balkon Platz finden. Auch auf wenig Raum lässt sich dort ein vernünftiges Ensemble anbauen. Alternativ gehen auch mit Weidenzäunchen eingefasste Hochbeete.

Bepflanzung

Suche dir maximal vier Kräuter für ein 60 x 60 cm Beet aus. Beachte, dass manche Kräuter sonnige Standorte bevorzugen, andere Halbschatten. Basilikum mag keine direkte Bewässerung. Steht er vor Regen geschützt, kann er ganze Beete alleine füllen. Typische Pflanzen für einen Hildegard-Garten sind: Salbei, Alant, Borretsch, Mutterkraut, Estragon, Petersilie, Dill, Oregano, Majoran, Fenchel, Heilziest, Knoblauch, Kresse, Lavendel, Minze, Kerbel, Pfingstrosen, Rosmarin, Thymian und Ysop, Pimpernelle, Schafgarbe, Liebstöckl, Basilikum, Zitronenmelisse, Schnittlauch, Ringelblumen, Weinraute und Beinwell, Akelei, Wacholder, Beifuß, Lorbeer und Madonnenlilie. Wer den Platz hat, kann zwischen die Beete Rosen oder eine Quitte pflanzen.

>>Trage Vorsorge für deinen Garten, den Gottes
Gabe gepflanzt, und sei auf der Hut, dass seine
Gewürzkräuter nicht verdorren.<< Hildegard von Bingen

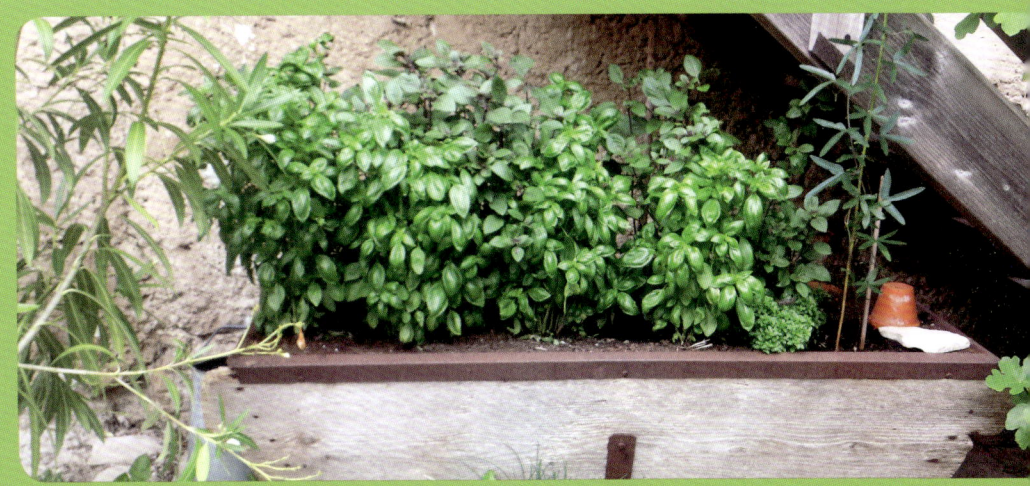

Aromatherapie

Duft- und Heilkräuter auf engem Raum ergeben nicht nur ein beruhigendes Bild, das viele Grüntöne umfasst, sondern duften auch unvergleichlich. Allein sich fünf Minuten am Tag nur auf den Duft der Pflanzen zu konzentrieren, wirkt beruhigend, hilft die Gedanken zu ordnen und sich zu fokussieren.

Schnelle Hilfe bringt das Prinzip der Handschmeichler. Pflücke einige Blätter verschiedener Minzen, zerreibe sie zwischen deinen Handflächen und atme den Duft ein. Die durch das Zerreiben gelösten ätherischen Öle der Minzen sensibilisieren deine Rezeptoren und wirken unmittelbar auf den Stoffwechsel. Die Duftstoffe erleichtern zudem das Atmen.

Mini-Altar

Schneide von Lavendel, Rosmarin und Thymian je ein Zweiglein ab und binde sie mit einem grünen Band zusammen. Leg dir das Bouquet auf deinen Schreibtisch. Es wird dich an deinen Garten erinnern und deine Gedanken ordnen.

Optische Reize

Geometrie ist typisch für den Klostergarten. Buchsbaum oder Flechtzäune als Begrenzung, kreisförmige oder quadratische Anordnung der Beete haben nicht nur den Sinn, den Garten thematisch zu trennen, sondern wirken auch sortierend auf unser Gehirn. Die heute so beliebten Zen-Gärten haben eine ähnliche Funktion. Sie beruhigen das Auge. Beim Anlegen der Gartenordnung bringen wir auch Struktur in unsere Gedanken.

Philosophie

Die Brückenbauerin

Mit dem Dialog zwischen Naturwissenschaften und Philosophie, gar Theologie tun wir uns schwer. Denn Glauben und Wissen, Fühlen und Messen gleichberechtigt zu sehen, haben wir verlernt. Noch heute wird eine Frau für ihre visionäre Art so zu Denken verehrt: Hildegard von Bingen – die Brückenbauerin zwischen den Disziplinen.

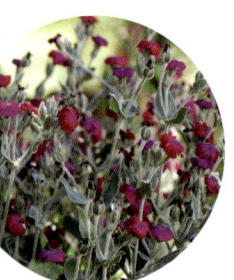 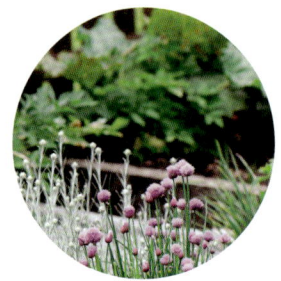  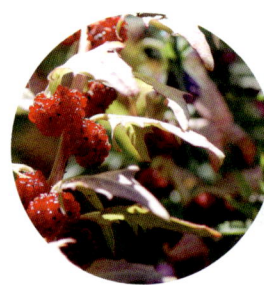

Zeitlose Weisheit

Hildegard von Bingens Strahlkraft hat bis heute nichts an Intensität verloren. Sie war Äbtissin, Heilgärtnerin, Medizinerin, Theologin, Philosophin, Dichterin und das vor fast 1000 Jahren. Nie trennte sie das eine vom anderen, alle ihre Berufungen befruchteten sich gegenseitig. Und sie war eine der ersten Branding-Talente ihrer Zeit. Mit dem Begriff *Viriditas*, Grünkraft, hat sie eine Marke geschaffen, und diese Marke gewinnt an Bedeutung. Als Dr. theol. Annette Esser vom Scivias-Institut, Bad Kreuznach, im Frühjahr 2016 einen Gastbeitrag auf der Seite www.landderhildegard.de schrieb, machte sie auf eine internationale Tagung mit dem Thema *Viriditas – Grünkraft – Green Power of Life – Viriditas und nachhaltige Entwicklung* darauf aufmerksam. Tatsächlich ist *Viriditas* im Sinne Hildegards ein Zusammenwirken von göttlicher Schöpfung und Forschung. Hildegards Lieder über die *Viriditas* sind nicht nur Ausdruck einer tief gläubigen Mystikerin, sondern auch der Appell einer Naturschützerin, Medizinerin und Heilerin, das gewaltige Gut *Natur* mit Respekt, Achtsamkeit und Hingabe zu behandeln. Ebenso wichtig war ihr, die Natur zu beobachten, ihre Wechselwirkungen zu kennen und ihre Kräfte zu nutzen. Und hier wird die Gelehrte zur Brückenbauerin, denn schon vor rund 1000 Jahren sah sie die Bedeutung des *großen Grüns*, erhöhte die Kraft der Natur durch Poesie und Philosophie und gab *der Grünkraft* so viele Gesichter. Damit erreichte sie bislang weit mehr Menschen, als bloße Wissenschaft, reiner Glauben oder pure Poesie. Ihre Themen heute wären sicherlich: die Kräfte der Natur nutzen, nicht ausnutzen, die Natur verehren und Naturrespekt lehren. Hilde-

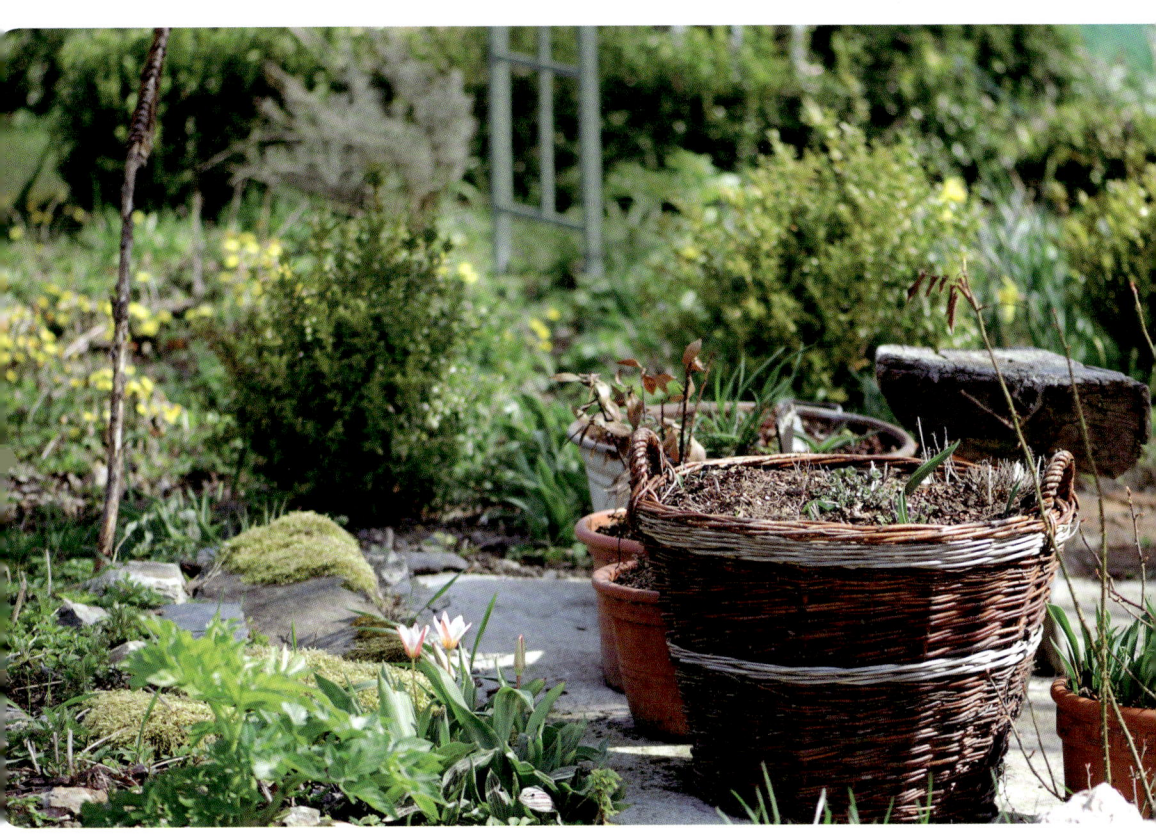

gard selbst hat mit *Viriditas* ein Wortspiel diverser lateinischer Begriffe geschaffen: *Viridis* (grün), *vir* (Mann), *virgo* (Jungfrau), *virga* (Zweig), *virtus* (Tugendkraft) stecken in dem Kunstwort, das heute so sehr zu jenem Brückenwort zwischen Wissenschaft und Glauben, Theologie und Botanik, Medizin und Psychologie geworden ist. Für Hildegard war es noch ein Zustand, der Gott, Natur und Mensch eint. Heute können wir vielleicht noch einen Schritt weiter gehen, weil Hildegards Werk so lange schon wirkt. Es ist Evolution und Vision, es ist die handfeste grüne Gabe einer höheren Macht, derer wir uns sensorisch, wissenschaftlich und mystisch nähern können und sollen. Um *Viriditas* in die Zukunft zu führen und um Hildegards Gedankenschatz weiter zu tragen, sind Achtung vor und Kenntnis der Natur Aufgaben, denen wir uns stellen sollen.

Hildegard-Übungen

- Suche dir jeden Tag ein kleines grünes Wunder. Es kann der Petersilienstock an deinem Fenster sein, ein alter Baum, ein grüner Topf, aus dem ein zartes Pflänzchen sprießt, oder eine weite Wiese, die nur der Horizont begrenzt.
- Lies in einem Hildegrad-Buch oder auf einer Hildegrad-Website (Hildegard hätte vermutlich das Internet geliebt) jeden Tag die Bedeutung einer Heilpflanze. Das Wissen wird dich wärmen und bereichern.
- Lege einen Kräutergarten an, es kann auch eine Reihe von Töpfen auf der Fensterbank sein (siehe S. 26) oder Minibeete in Pflanzsäcken, die auch auf einem kleinen Balkon Platz finden und leicht zu bewegen sind.

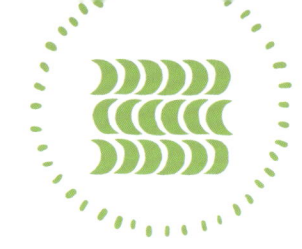

Spüren

Sehnsucht Grün

Mit Kraftquelle Grün verbinden wir friedliche Natur, die uns befreit, nicht einengt, frei ist von Gefahren und auch von Zwängen, seien sie gesellschaftlicher, wirtschaftlicher oder moralischer Natur. Diese Sehnsucht nach einem vollkommenen Ort, in dem wir uns zwanglos bewegen können, ist so alt wie die Menschheit selbst und mit dem Begriff Idylle vielfach belegt in der Literatur und Malerei. Die Idylle ist unser Sehnsuchtsort.

Natur und Zivilisation zu verbinden ist ein alter Menschheitstraum. Wir wollen die Wildnis ohne Wildheit, das Grün als milde Kulisse. Ein modernes Arkadien ist der Skulpturengarten an der Alz, wo gezähmter Buchs neben Auenwald steht und Kunst ein Teil des Gartens wird. Zum Heraustreten aus dem Alltag sind solche Eldoraden wie geschaffen.

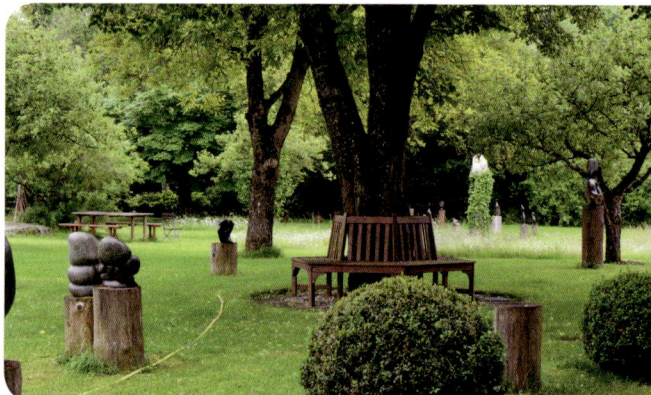

Wie wir unsere grüne Mitte finden

Die Arkadier, sie gelten als das älteste griechische Volk, waren Hirten, die in einer isolierten Lage ohne Arbeits- und Gesellschaftsdruck frei und glücklich miteinander lebten. Sie gaben einer Sehnsucht ihren Namen – Arkadien – und prägten mit ihrer glückseligen, naturnahen Lebensweise das Goldene Zeitalter der griechischen Antike. Der griechische Dichter Theokrit verewigte diesen Zustand in seinem Gedichtzyklus *Idyllen*, in denen er das einfache ländliche Leben zum Thema erhob. Wie sehr dieses Thema ein Dauerbrenner ist, beweisen heute die zahllosen Zeitschriften, die sich mit dem Leben mit und in der Natur beschäftigen. *Landlust*, *Landleben*, *Liebes Land*, *Schönes Land* – all diese Publikationen des beginnenden 21. Jahrhunderts gehen letztendlich auf Theokrits Ansatz zurück: Glücklich ist nur, wer einfach bäuerlich lebt. Da das geträumte Landleben so wenig mit dem echten schweren bäuerlichen Leben zu tun hat, war auch schon zu Theokrits Zeiten, also um 270 v. Chr., der besondere Ansatz, die Natur zu erhöhen und sie so zu einem Sehnsuchtsort im Kopf zu machen. 200 Jahre nach Theokrit schrieb der römische Dichter Vergil sein Werk *Bucolica* und verherrlichte darin nichts anderes als die Hirtenidyllen seines griechischen Kollegen. Als in der Renaissance die antiken Schriften wieder entdeckt wurden, setzte eine wahre Flut von arkadischen Bildern und Texten ein, die ihren Gipfel in den Schäferstücken der Romantik fanden. Damals sehnte sich der Adel weg vom höfischen Korsett und *erdachte* sich ein Leben im freien Grünen.

Ein Wende weg von der arkadischen, sehr weltfremden Sehnsucht brachte der Übersetzer und Dichter Johann Heinrich Voss, der als Gelehrter des 19. Jahrhunderts eine bedeutende Übersetzung von Homers *Epen* herausbrachte. Er deutete die Idylle gesellschaftskritisch um. Bei ihm wurde die Sehnsucht nach Natur zum Bild für das bürgerliche Leben in großer Zufriedenheit. In der Epoche der Romantik geriet die Natur schließlich zum großen Ausweg aus der rüden Wirklichkeit. Der Maler

Caspar David Friedrich schuf verklärte Natur, die uns bis heute ergreift. Eichendorff schrieb Gedichte von bezwingender Naturliebe. Das auf die Romantik folgende Biedermeier verschob dann die mystische Naturliebe zu Gunsten des *kleinen Glücks* mit ausschweifender Gartenromantik. 1853 erschien das erste Mal die illustrierte Zeitschrift *Die Gartenlaube*, die Jahrzehnte Millionen Leser begeisterte und die Sehnsucht nach Grün in die Wohnzimmer brachte.

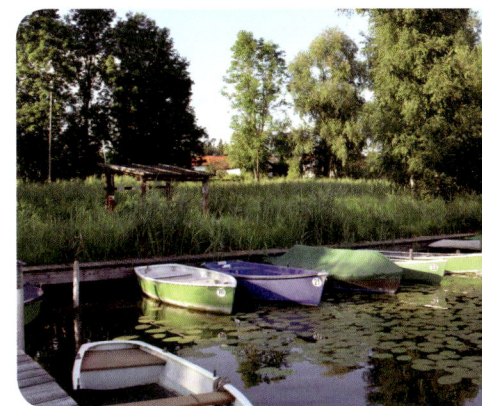

Als Ernst Innozent Hauschild 1861 die Schrebergärten gründete, um Fabrikarbeitern ein gesundheitsförderndes Leben im Grünen zu ermöglichen, war die Sehnsucht nach Grün keine romantische Sache mehr, sondern eine Antwort auf die Industrialisierung. Tätigkeiten im Garten wurden zum Sinnbild für befriedigendes Arbeiten im Gegensatz zur Entfremdung bei der Arbeit in den Fabriken. Das selbst gezogene Gemüse trug nicht unerheblich zum besseren Leben der Arbeiter bei. Wenn wir heute von der eigenen Gartenparzelle mit eigenem Gemüse schwärmen, haben wir die Stufe des sozialen *einfach grün* längst verlassen und bewegen uns auf einer neuen, qualitativeren Ebene des *einfach grün*. Wir wollen wieder spüren, wie es sich anfühlt, das zu essen, was wir selbst angebaut haben. Uns genügt das erdachte Hirtenspiel, das romantische Abbilden eines Arkadien nicht mehr, wir wollen alles: Stadt, Land, digitale Arbeit und Handwerk mit Berührung von Erde und Grün, Sport im Grünen und Leben in Höchstgeschwindigkeit. Wir ändern gerade *einfach grün* in ein komplexes *einfach alles, aber immer mit grün* ab. Ein großer Anspruch einer alten Sehnsucht, die nach dem glücklichen Leben in einem ungefährlichen Grün strebt.

Grünbuch

Raum für Neues

Frühlingsgrün signalisiert Neubeginn und Aufbruchstimmung. Du hast dir sicher viel vorgenommen. Damit du deine Vorsätze nicht so leicht aus den Augen verlierst, legst du ein frisches grünes *Tagebuch* an. Die liebevoll gestaltete Buch-Box erinnert dich durchs Jahr hindurch, achtsam und mit offenen Augen durchs Leben zu gehen, und bietet Platz für grüne Fundstücke wie getrocknete Pflanzenteile, schöne Steine, Pflanzensamen und Zettel mit Wünschen oder Beobachtungen …

Material

Box in Buchform (z. B. von Idee kreativ) oder eine schöne Kartonschachtel mit Deckel • Decoupagekleber (Serviettentechnik-Kleber oder Paperpatch-Kleber) • Acrylfarbe in verschiedenen Grüntönen • Decoupagepapier, Seidenpapier oder anderes sehr dünnes Papier in Grün, uni und gemustert (auch schöne Seiten aus Zeitschriften mit dünnem Papier sind gut geeignet) • Buchstabenstempel und Stempelkissen oder Klebeetikett zum Beschriften

Außerdem

Zeitungspapier zum Unterlegen • Decoupagepinsel • Universalpinsel • Schere • Cutter oder Skalpell

❶ Überlege zuerst, welche Flächen du grün bemalen und welche du bekleben möchtest. Wo beklebt wird, brauchst du nicht zu streichen. Hier wurde das Innenleben mit einem satten Unigrünton bemalt. Danach das Buch offen gut trocknen lassen.

❷ Die drei äußeren Seitenflächen – der Buchrücken wird separat bearbeitet – wurden mit hellgrünem Decoupagepapier beklebt. Dazu mit dem Cutter Papierstücke in der Größe der zu beklebenden Fläche mit 2–3 mm Zugabe zum Umhüllen der Kanten zuschneiden. Die zu beklebende Fläche reichlich mit Decoupagekleber einstreichen und dann das Papier vorsichtig und möglichst glatt auflegen. Am einfachsten geht das, wenn du jede Seitenfläche separat bearbeitest. Geübtere können für ein nahtloses Ergebnis auch einen langen Papierstreifen um alle drei Seiten legen. Das Papier mit reichlich Klebstoff festpinseln, dabei von der Mitte der Flächen nach außen hin arbeiten und Luftblasen ausstreichen. Gut trocknen lassen.

❸ Buchrücken und Deckel müssen nacheinander bearbeitet werden, damit die Seiten gut trocknen können. Du kannst die Flächen mit grüner Farbe bestreichen oder mit schön gemustertem Papier bekleben. Dazu Stücke in der Größe der

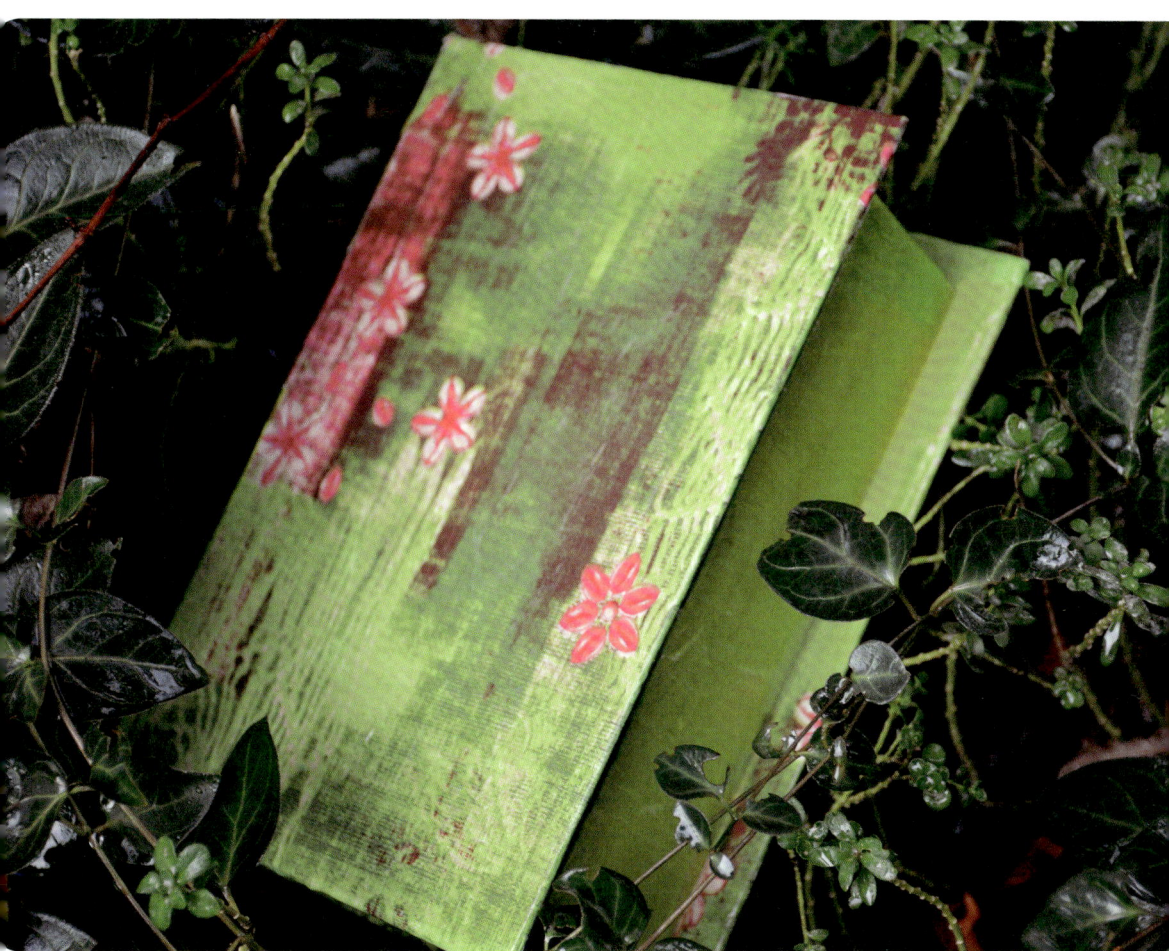

Flächen plus rundum so viel Millimeter Zugabe zuschneiden, dass auch die sichtbaren Innenflächen von Deckel und Rücken beklebt sind. Das Papier mit der Rückseite nach oben auf die Arbeitsfläche legen. Die zu beklebende Fläche der Box mit Kleber einpinseln. Anschließend passgenau auf das Dekopapier legen und festdrücken. Wenden und mit reichlich Kleber festpinseln. Die Papierüberstände mit dem Pinsel um die Kanten legen. Gut trocknen lassen und auf diese Weise alle gewünschten Seiten gestalten.

❹ Den Buchrücken grün streichen oder mit Papier bekleben. Hier wurde mit Papier gearbeitet und Verzierungen mit gemustertem Papier angebracht. Du kannst den Titel auf den Buchdeckel oder -rücken stempeln oder ein unifarbenes Etikett aufkleben und beschriften.

Deine grüne Schatztruhe für Naturfundstücke ...

Die andere Seite Grün

Schön fremd

In der Malerei konnte grünes Pigment lange Zeit nur aus dem Halbedelstein Malachit hergestellt werden, der in geriebenem Zustand auch entzündungshemmend wirkte und schon von den Ägyptern als Lidschatten und bei Augenentzündungen verwendet wurde. Das machte die mühsam gewonnen Farbe kostbar. Bilder, in denen die Farbe gehäuft verwendet wurde, waren ein Zeichen von Wohlstand. Als sich im 13. Jahrhundert der Duc de Berry seine Stundenbücher von den Gebrüdern Limburg erstellen ließ, sind auf den Miniaturen große Flächen in Grün und dem noch kostbareren Ultramarinblau gehalten. Eine Kombination, die die Natur vorgab, und die gut war. In falscher Kombination war Grün eine Sache des Teufels. So galten im Mittelalter grüne Augen als Zeichen des Satans genauso wie rote Haare. Vielleicht weil beides selten ist, also unbekannt, und so wurde es dämonisiert. Als Hausmittel gegen alles Dämonische galt lange Zeit Waldmeister, der wegen des in ihm enthaltenen Cumarins gefäßerweiternd, entzündungshemmend und krampflösend wirkt. Jedoch zuviel genossener Waldmeister verursacht Kopfweh und auf Dauer Leberschäden, weshalb er als Zusatz in Limonaden in Deutschland verboten ist. Gleichzeitig ist er Hauptbestandteil der Waldmeisterbowle, die regional und rituell mit dem Tanz in den Mai verbunden wird – wohl auch wegen der aufputschenden Wirkung.

Das Mittelalter war längst zu Ende, als eine Droge die Salons der Städte erreichte, die nicht nur aufputschte, sondern auch

Grün kann uns auch fremd sein. Im Wort Gift-grün ahnen wir die dunkle Seite der Farbe. Eine, die uns warnt. Schimmel, giftige Schlangen, Putzmittel. Es gehört auch zum Phänomen Grün, dass wir uns mit seiner Schattenseite befassen.

psychedelisch gewirkt haben soll. Absinth, ein Likör gewonnen aus Kräutern. Aktuelle Studien belegen, dass man schon große Mengen des reinen Kräutergemischs zu sich nehmen müsste, um die bewusstseinserweiternde Wirkung zu spüren. Die grüne Fee, wie man ihn auch nannte, war wohl eher wegen des sehr hohen Alkoholgehalts ein Sphärenspringer. Aber die Episode in der Geschichte des Wermut beweist, dass Grün ein schillernder Begriff ist. Gut und böse liegen dicht beieinander. Wenn wir heute von hypnotisierendem Grünzeug reden, ist meist Hanf, also *Gras*, gemeint, der geraucht oder gegessen wird. Der Anbau ist vielerorts verboten, auch wenn weltweite Bewegungen eine Legalisierung fordern, mit der Beründung, es sei nicht gefährlicher als frei zugänglicher Alkohol und außerdem in der Schmerztherapie von unschätzbarem Nutzen. Vielleicht traut man dem bösen Grün eben doch nicht so über den Weg, auch wenn wir dem abergläubischen Mittelalter längst entwachsen sind und der Bergiff Grün für Nachhaltigkeit, naturnahe Politik und Biotoperhalt steht.

Grün soll uns immer daran erinnern, dass die Dinge zwei Seiten haben. Dass nichts so ist, wie es auf den ersten Blick aussieht. Dass wir uns eine eigene Meinung bilden und wir den Dingen auf den Grund gehen sollen. Zum Beispiel durch wissenschaftliche Erklärungen, philosophische Ansätze und Kenntnis der Geschichte. Denken wir grün, abwägend, *open minded* und ohne Vorurteile. Das wird uns frei machen für ungewöhnliche Denkmodelle.

Ritual

Hellgrün steht in der Chakrenlehre für das 4. Chakra, das Herzchakra und symbolisiert Neubeginn. Wer es durch Bewegung aktiviert, bringt seine innere Energie zum Fließen und öffnet sich geistig erfrischt und unbelastet der Welt wie ein frisch aufkeimendes Frühlingspflänzchen. Keine Sorge, du musst dafür kein Yogaprofi sein.

Für das hellgrüne Herzchakra

Nach dem Winter ist es wichtig, in Bewegung zu kommen, den Kreislauf in Schwung zu bringen. Wenn du als Morgengymnastik Herzöffner-Übungen machst, umso besser. Übungen aus diesem Bereich sind, vereinfacht gesagt, Formen der Rückbeugen – die bei uns meist nach vorne gebeugte Brustwirbelsäule wird aufgerichtet, gedehnt und mobilisiert.

Das tut als Ausgleich zu einer vorwiegend sitzenden Tätigkeit, die gerne mal Rückenschmerzen verursacht, ebenso gut wie am Ende der Nacht zum Wachwerden oder gegen eine seelisch *finstere* Phase. Wer die Schultern zurücknimmt und den Brustkorb nach vorne streckt, sich also aufrichtet, nach oben hin aufrollt wie ein zuvor zusammengerollter Keimling, trickst durch diese offene und starke Körperhaltung den bedrückten Geist automatisch aus und fühlt sich besser.

Mach eine Herzöffner-Übung, idealerweise nach der morgendlichen Meditation von Seite 14, zu deinem neuen regelmäßigen Morgenritual. Natürlich wirkt die Übung am besten draußen im Grünen.

Morgendehnung

Stell dich aufrecht hin, die Beine hüftbreit geöffnet.
Nacken und Schultern sind entspannt.

Die Hände nun hinter dem Rücken verschränken.

Mit der Ausatmung die Arme zuerst in Richtung Boden und
dann langsam nach hinten oben führen.
Das Brustbein zieht dabei nach vorne oben.

Fließend ein- und ausatmen und die Dehnung für etwa
5 Atemzüge halten.

Dabei mit jeder Einatmung den Brustkorb etwas weiter
öffnen, mit der Ausatmung die Arme etwas mehr nach
oben ziehen, um die Dehnung zu intensivieren.

Kurz entspannen. Noch 2 bis 3 mal wiederholen.

einfacher Herzöffner

Inspiration

Junges Grün macht glücklich, weil es uns mit Hoffnung und neuer Kraft beschenkt.

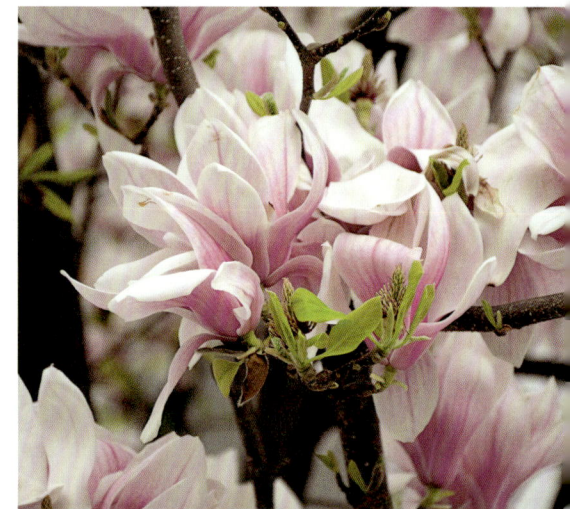

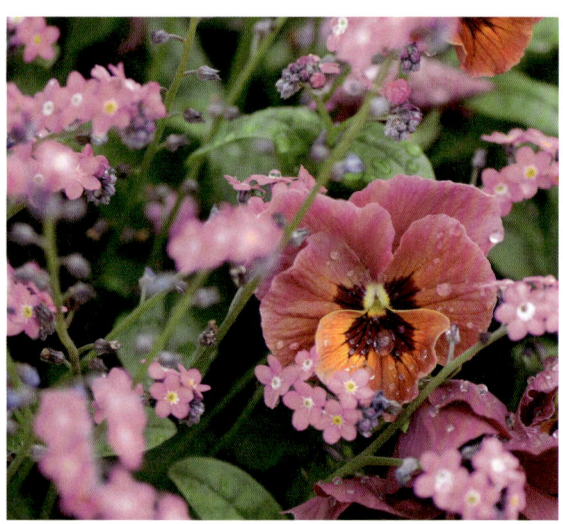

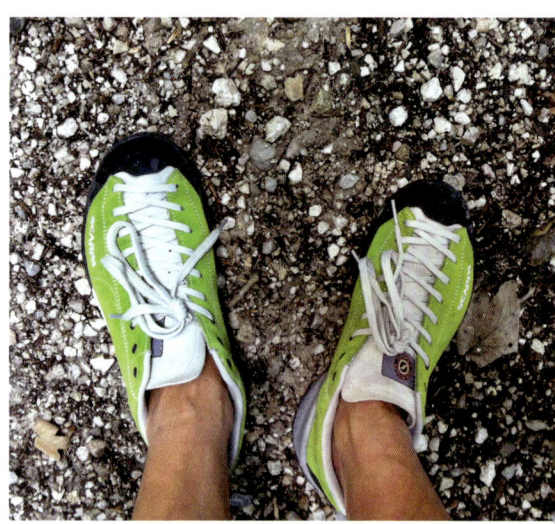

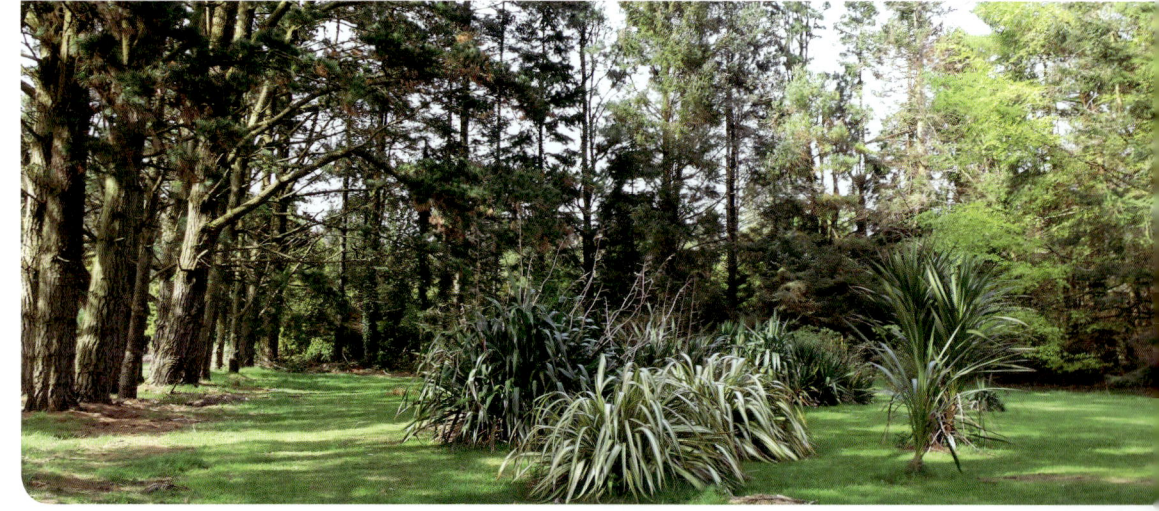

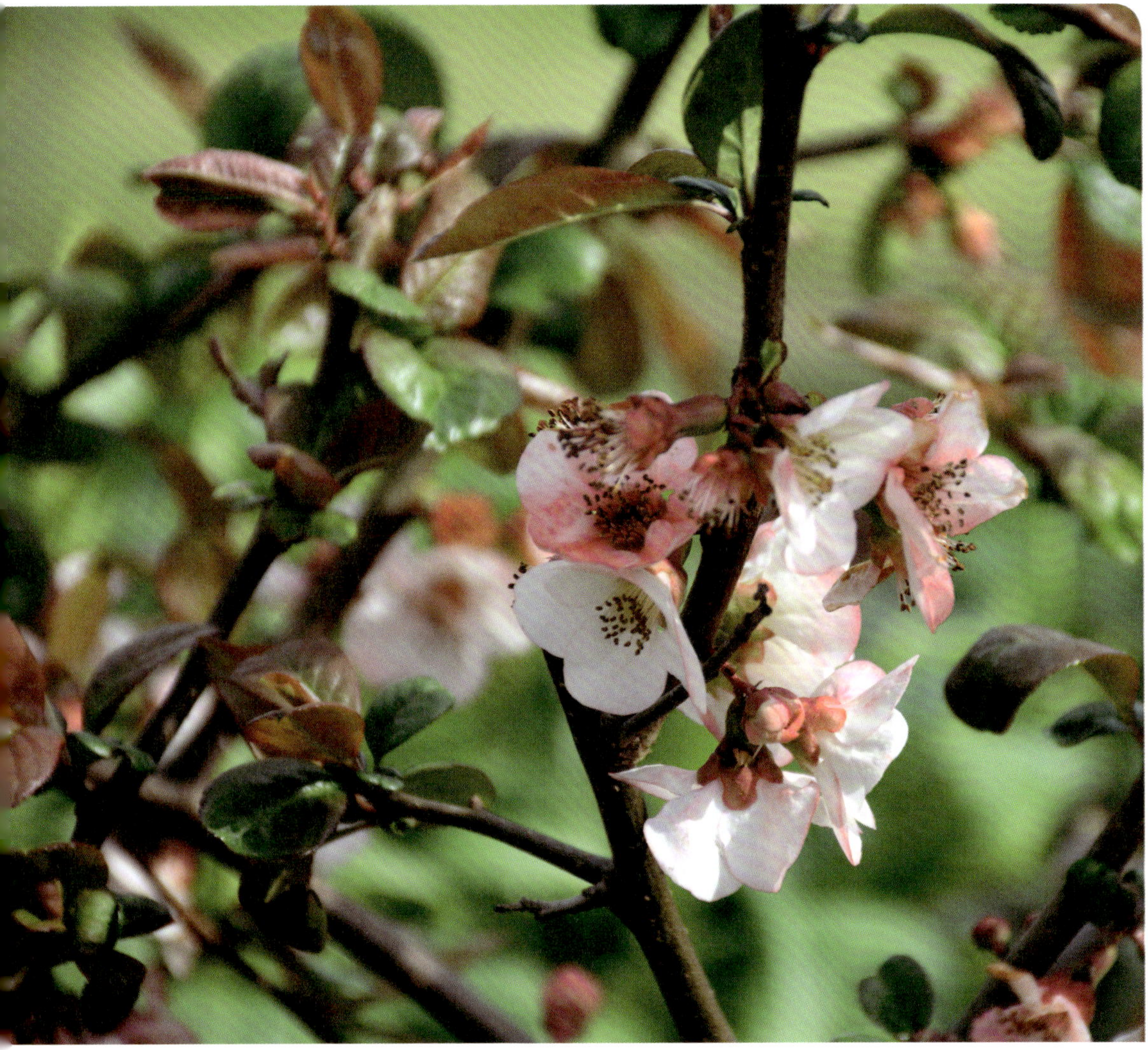

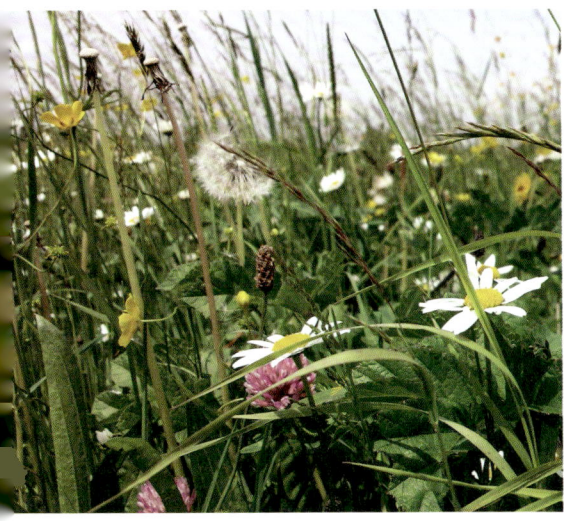

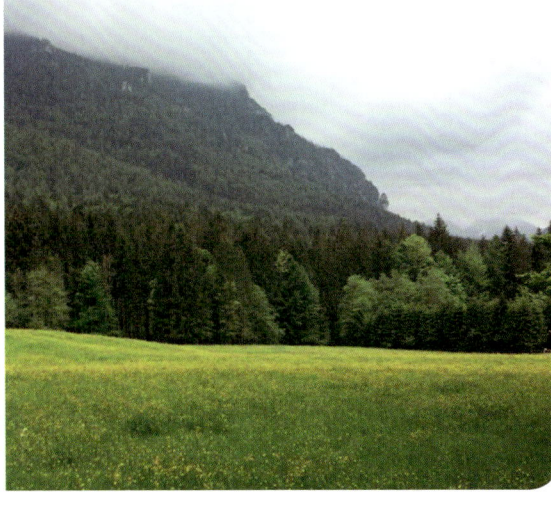

Lyrik

Die erfrischende Schönheit der einfachen Dinge

Nach dem langen, kalten Winter sorgt das fröhlich-helle, frisch-saftige Grün des Grases für Euphorie. Niemals ist es so berückend und schön wie früh im Jahr, wenn unsere Sinne nach der langen Durststrecke ausgehungert und besser geschärft sind für jedes noch so einfache Grün.

Lass dich davon inspirieren. Die Schönheit des zarten ersten Frühlingsgrüns kann uns dabei helfen, wieder zu einem Blick für das Wesentliche zu finden. Als wären wir neu geboren.

Das Glück steckt nicht in den schwer zugänglichen großen Dingen, der Erfüllung ambitionierter Träume und Ziele, sondern liegt uns, bescheiden und selbstverständlich, überall zu Füßen. In den ersten Sonnenstrahlen nach dem Winter, dem gesunden Erwachen nach einer entspannten Nachtruhe, dem Lächeln eines Passanten. Sei offen und dankbar für die vielen kleinen Dinge, die dir täglich begegnen und die wir oft als Selbstverständlichkeit übersehen oder gering schätzen. Erstelle eine Dankbarkeitsliste.

Und feiere das Frühlingsgras gebührend, indem du selbst wieder Kind wirst: Ziehe die Schuhe aus und laufe über eine noch vom Morgentau feuchte Wiese. Die erfrischende Kühle kurbelt übrigens auch die Durchblutung an.

Grünes Gras

Grünes Gras ist so wenig und so viel,
Wenn die Erde in Sack und Asche saß
Und beginnt von Neuem ihr grünes Spiel.

Grün Gras bringt Lust für Arm und Reich,
Grün Gras nimmt die Menschen frisch an die Brust;
Im Gras liegt der Ärmste auf Erden mal weich.

Gras wächst über Meilen mit Seelenruh,
Gras auf seinem Gang deckt Taten zu und Gedanken, –
Nur sieht man es lang noch im Gras, wo Zwei drin versanken.

Max Dauthendey (1867–1918)

Grünes Gras ist so wenig und so viel,
Wenn die Erde in Sack und Asche saß
Und beginnt von Neuem ihr grünes Spiel.

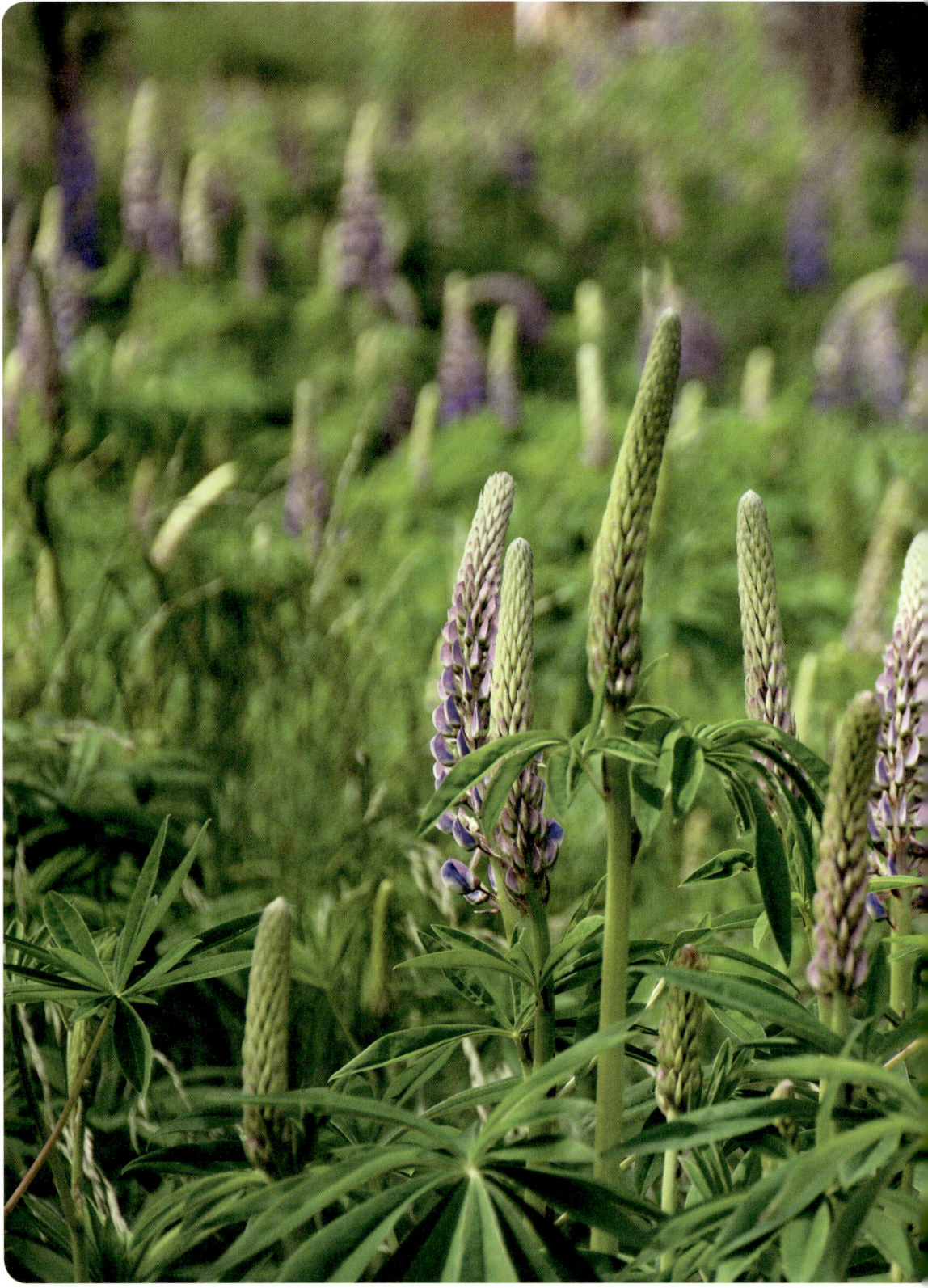

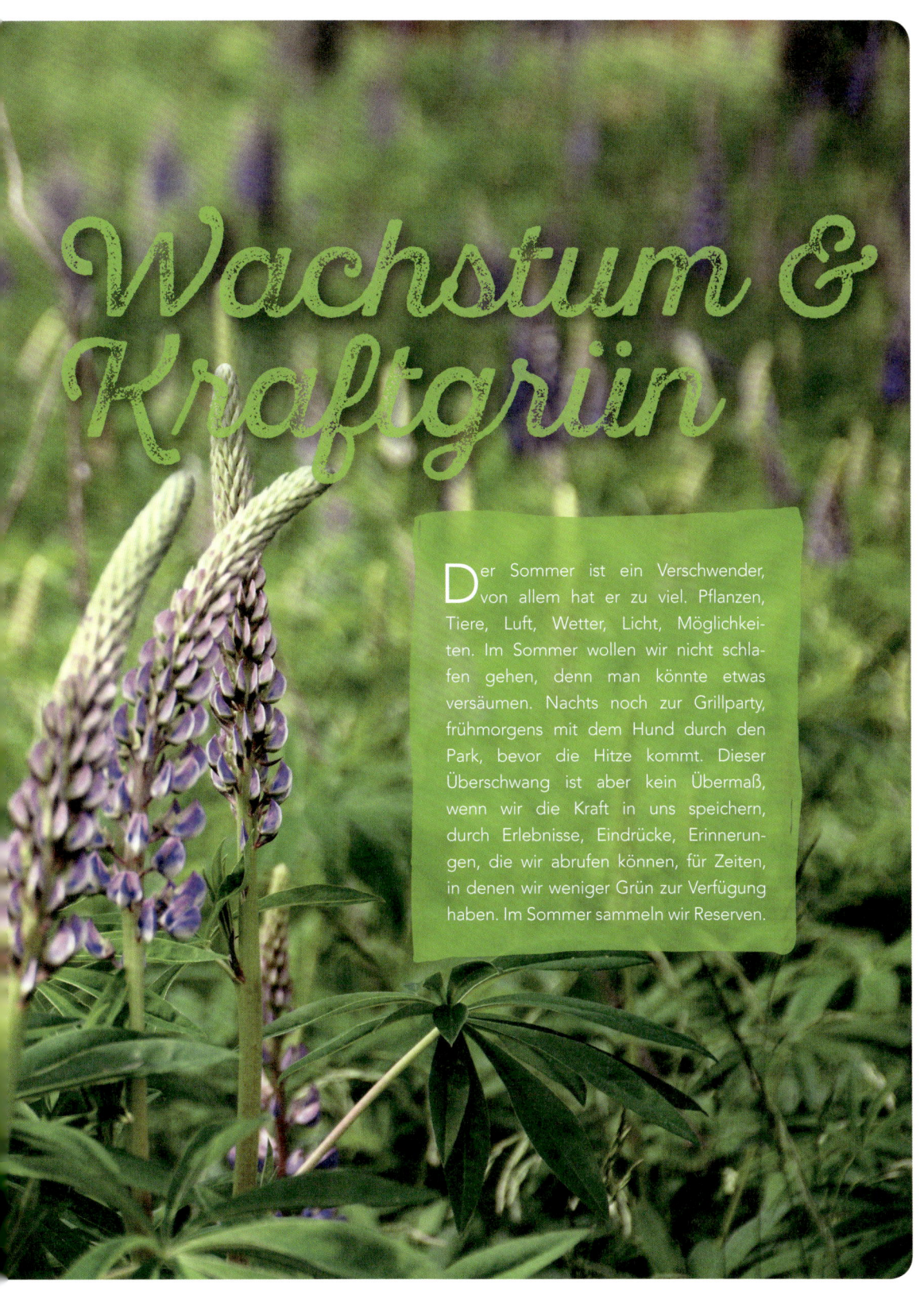

Wachstum & Kraftgrün

Der Sommer ist ein Verschwender, von allem hat er zu viel. Pflanzen, Tiere, Luft, Wetter, Licht, Möglichkeiten. Im Sommer wollen wir nicht schlafen gehen, denn man könnte etwas versäumen. Nachts noch zur Grillparty, frühmorgens mit dem Hund durch den Park, bevor die Hitze kommt. Dieser Überschwang ist aber kein Übermaß, wenn wir die Kraft in uns speichern, durch Erlebnisse, Eindrücke, Erinnerungen, die wir abrufen können, für Zeiten, in denen wir weniger Grün zur Verfügung haben. Im Sommer sammeln wir Reserven.

Die Fließkraft

Manchmal vollbringen wir Tätigkeiten im Handumdrehen, *es läuft*, sagen wir dann. Das muss nicht nur für die Arbeit gelten, auch unser Freizeitverhalten, Sport, eine handwerkliche Tätigkeit können in solchen Sternstunden erstrahlen. Wie frustrierend, wenn es aber mal eben nicht so läuft. Kann man das steuern?

Der planbare Rausch

Eine Melodie, ein Rhythmus, wir fangen an, mit den Beinen zu wippen, bewegen die Arme, so kann ein Tanzabend losgehen, ob in einem Club, in einem Salsa-Kurs, beim Konzert oder spontan am Abend zu Hause, weil ein, nein, DER gute Song zu hören ist. Wenn alles passt, sprich Sound, Bewegungsfreiheit, Platz, Umfeld, Zeit – wird aus dem Anfangswippen eine Folge von Tänzen, ein fließender Bewegungsablauf bis hin zum ekstatischen Moment nach dem Muster: langsam eingrooven, freitanzen, dem Glück der Bewegung nachspüren, runterkommen. Wer kein Tänzer ist, wird dieses Gefühl vielleicht bei einer anderen Tätigkeit, bei einem Spiel erfahren haben, beim Hineinversetzen in ein Buch, dem Zubereiten eines Gerichts, dem Verfassen eines Textes. *Das ist mir in die Feder geflossen*, so hat man es in Zeiten manuellen Schreibens genannt, *das ging in die Tasten* heißt es heute. *Läuft*, wie im Rausch, *ich war völlig weg* – die Formulierungen für den mentalen und physischen Schwung sind vielfältig und werden heute geradezu inflationär gebraucht. Doch nicht jeder Mensch ist Sportler, Spieler oder Schriftsteller – denn exakt diesen Berufsgruppen ordnet man jenen Sog zu, der einen für eine bestimmte Zeit in einen glückbringenden Zustand versetzt. Doch kann diesen Schwung nicht jeder haben? Auch in anderen Tätigkeiten? Ist er abrufbar?

Der Flow-Faktor

Als 1975 der Psychologieprofessor Mihaly Csikszentmihalyi sein bahnbrechendes und bis heute viel zitiertes Werk *Flow* herausbrachte, gab er damit nicht nur einem Selbstverwirklichungsprozess einen Namen, er schuf auch ein Grundlagenwerk, das viele Psychologen, Naturphilosophen, Therapeuten, Analytiker zu weiteren Forschungen inspiriert hat. Doch der Begriff *Flow* blieb nicht rein wissenschaftlich, Csikszentmihalyis Flow-Theorie erreichte jedermann. Nicht nur durch den trendigen Begriff, der aus unserem Wortschatz heute nicht mehr wegzudenken ist. Sondern durch die Benennung eines Gefühls, das wie ein Glücksversprechen klingt. Jener

> # Wir sind keine Maschinen, in die man ein wenig Öl und Treibstoff füllt, damit die Technik reibungslos läuft. Wir sind recht abhängig von inneren und äußeren Faktoren, wir sind sensibel und können Extremes leisten.

befriedigende Zustand, der zur Steigerung der Produktivität, Kreativität und Gelassenheit führt. Flow ist das große Feeling, wenn man in einen Zustand gleitet, der angstfrei und gelassen ist und Lust auf Neues macht, ohne zu stressen. Doch lässt sich so ein Zustand *herstellen*? Der Psychoanalytiker Viktor Frankl bezweifelt, dass man den Flow willentlich initiieren kann. Ganz im Gegenteil: Wer mit Anstrengung entspannen will, wird scheitern. Denn das Geheimnis des Flows ist, dass er genau in der Mitte der Amplituden von Langeweile und Überforderung verläuft. Eine Gradwanderung zwischen physischen und mentalen Zuständen, die extremen Stress verursachen. Csikszentmihalyi plädiert deshalb für einen spielerischen Umgang mit dem Leben: nichts zu ernst nehmen, schon gar nicht sich selbst. Neugierig sein, beobachten. Die Dinge kommen lassen, so wie es auch Viktor Frankl bestätigt. Jeden Tag sein Jogging-Pensum durchzuziehen, ist also nicht der Weg zum Flow, denn hier schlägt das Pendel schnell in Überforderung um. Sich zu einer Stillsitz-Meditation zu zwingen, wenn man nicht ausreichend auf solche Prozesse vorbereitet ist und man die Meditation schnell mal zwischen Job, Kinder, Einkaufen, Aufräumen einschiebt, ist auch nicht zielführend.

Langsame Lösung

Tatsächlich gibt es aber eine durch die Jahrhunderte erprobte Methode, sich dem Flow näher zu bringen, ja ihn sich zu *ergehen*. *Solvitur ambulando* nannte es der spätantike Kirchenphilosoph Augustinus, als er beim Wandern Wege aus der Krise suchte und auch fand. Henry David Thoreau, der bis heute verehrte Aussteiger, Poet und Outdoor-Philosoph der frühen Industrialisierung, zelebrierte in seinem Werk *Walking*, den Reiz des *slow move*, des steten und sehr langen Gehens in der Natur, und pries dessen Heilkraft. Ein literarisches und spirituelles Denkmal, das auch den Esoterikboom der frühen 1990er Jahre beeinflusste, setzte der Schriftsteller Bruce Chatwin in seinem spirituell inspirierten Roman *Traumzeit*. Hier vermengte er die

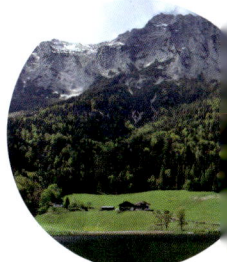

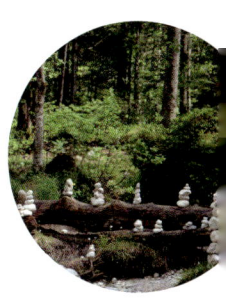

spirituelle Weisheit der Aborigines mit dem therapeutischen Wandern. Wenn ein Hape Kerkeling ein *Ich bin dann mal weg*-Buch schreibt, ist das zwar vordergründig ein belletristischer Erfolg, doch dahinter steckt die Sehnsucht eines Showman, sich wieder zu spüren und sei es mit so etwas Erprobtem wie dem Jakobsweg. Wallfahrten, Bittgänge, Pilgerwege – im Christentum ist das Heilwandern fest verankert.

Nicht jeder braucht es grün

Was bei Thoreau die Wälder waren, bei Augustinus die italienischen Landschaften, waren bei Chatwin die grundverschiedenen Vegetationen Australiens. Nicht für jeden Typus ist das Gehen im Grünen die Flow-Lösung. Introvertierte Menschen suchen eventuell ihren Wohlfühlflow in den Bergen, über der Baumgrenze, extrovertierte geraten in üppigem Grün in den Grenzzustand zwischen Raum, Zeit, Unruhe, Gelassenheit, Handeln, Warten. Erwiesen ist die verstärkende Wirkung von Wasser. Manch einer wandert gar auf dem Wasser, indem er Stand-up-Paddeling macht, oder schwimmend seine Bahnen zieht. Auch das kann *Heilgehen* sein.

Tatsächlich ist ein kleiner Schritt schon der Anfang einer Bewegung. Und in der Bewegung fangen wir an, neu zu denken. Denn der Körper reagiert und setzt Stoffe frei, die schließlich dem Hirn neue Impulse geben. Im besten Fall schwingen irgendwann beide gleich und entschlacken die Seele von Alltagssorgen. Was bleibt, ist ein entschleunigter Zustand der Zufriedenheit, der einen im wahrsten Sinne des Wortes in *green balance* versetzt.

Der Ritual-Weg

Nicht jeder geht gerne spazieren, viele halten das für langweilig. Suche deshalb die gemäßigte Bewegungsform, die zu dir passt. Vielleicht ist es das Fahrradfahren, das Segeln, Schwimmen oder Langlaufen.

- Finde deine Geschwindigkeit.
- Suche dein persönliches Tempo, gehe ein und dieselbe Strecke einmal sehr langsam, dann im Tempo steigernd.
- Gehe die Strecke zu verschiedenen Tageszeiten, suche deine persönliche Lieblingszeit.
- Gehe die Strecke mit Pausen, nimm wahr, was da ist.
- Versuche, dich nach dem Spaziergang daran zu erinnern, wie der Weg war, schreibe ihn aus dem Gedächtnis auf.
- Suche dir einen Lieblingspunkt auf deiner Strecke.
- Gehe nach einer besonders stressigen Situation deinen Weg. Ruf das Gelernte, das Erfahrene ab. Lass dich auf deinen Weg ein.
- In der Wiederholung eines Weges kann eine reinigende, beruhigende Kraft liegen, die jederzeit abrufbar ist.

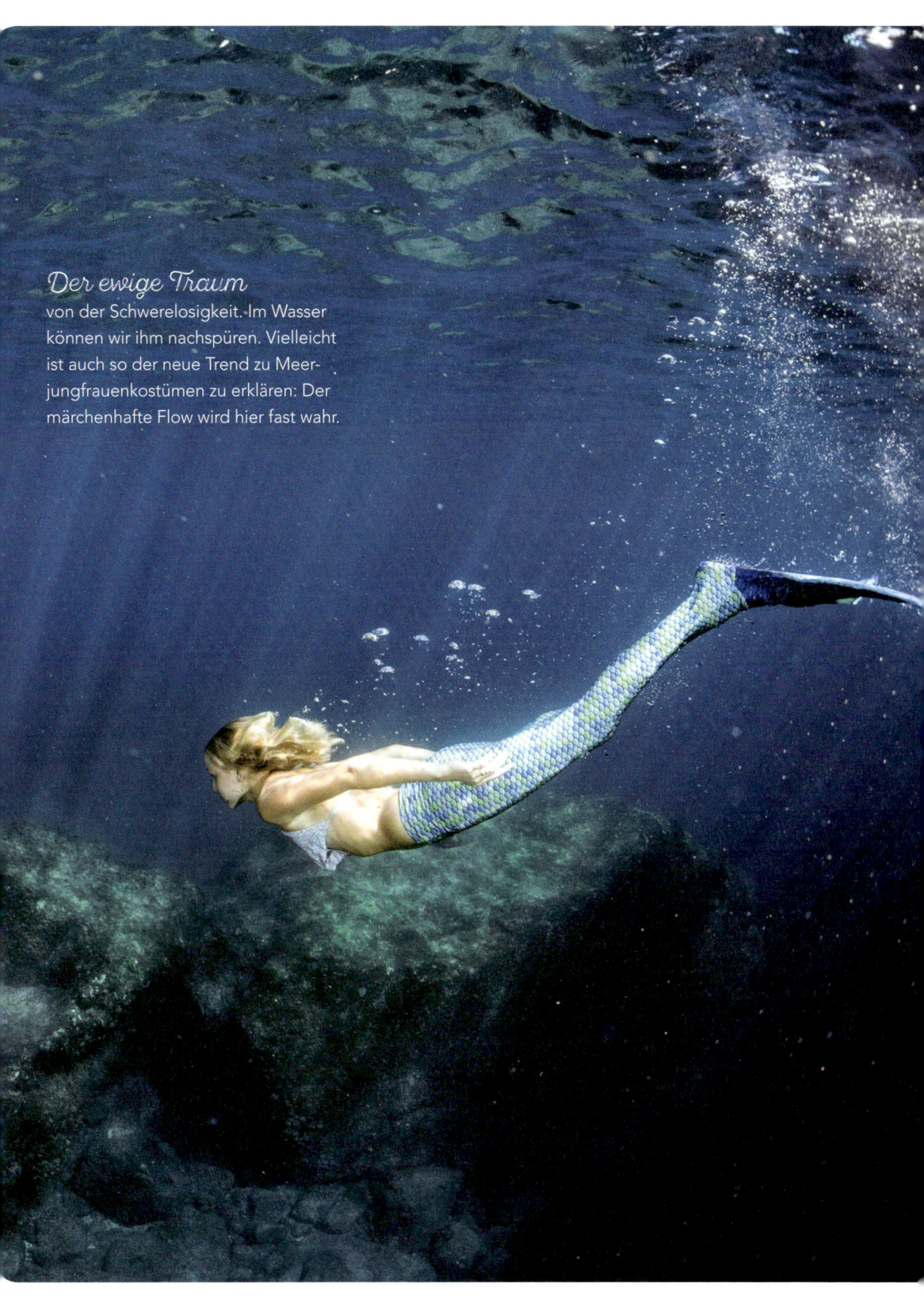

Der ewige Traum

von der Schwerelosigkeit. Im Wasser
können wir ihm nachspüren. Vielleicht
ist auch so der neue Trend zu Meer-
jungfrauenkostümen zu erklären: Der
märchenhafte Flow wird hier fast wahr.

Frische-
Traumreise

Manchmal fühlen wir uns überhitzt, erschöpft, von vielen Eindrücken und Aufgaben überlastet, kraftlos und wie ausgehöhlt. Zuweilen werden wir dann vielleicht gereizt, reagieren ärgerlich oder gestresst, können nicht mehr klar denken und *sehen rot*. Und das mitten am Tag. Mit dieser Traumreise kannst du ganz einfach zwischendurch abkühlen und neue Energie tanken.

Tanke grüne Frische für die Seele

Am besten legst oder stellst du dich für diese Traumreise unter einen großen Baum – vielleicht kennst du ja einen in der Nähe für deine *Mittagspause für den Geist*. Oder du gestaltest deinen Arbeitsplatz bewusst grün, mit einem schönen großen Bild von einem tiefgrünen Bergsee oder einigen schönen Pflanzen mit großen Blättern, beispielsweise einer pflegeleichten Bananenpflanze. Intensives Grün und Türkis beruhigen und entspannen, und ein begrünter Arbeitsplatz sorgt nachweislich für eine entspannte Atmosphäre und bessere Konzentration (s. S. 110). Da kann es noch so heiß hergehen, arbeits- oder temperaturtechnisch, mit genügend Grün vor Augen wirst du nicht *rot sehen*. Und sollte der Kopf doch überhitzen …

• Lege, stelle oder setze dich bequem hin und suche dir einen grünen Fixpunkt, zum Beispiel ein schönes Blatt. Atme tief und entspannt langsam durch die Nase in den Bauch ein und aus, bis deine Atmung einen ruhigen und gleichmäßigen Rhythmus gefunden hat. Konzentriere dich ganz auf deine Atmung, atme bewusst tief und langsam ein.

• Mit deiner Atmung beruhigt sich auch deine innere Aufregung. Lasse ärgerliche Gedanken und die innere Stimme, die dich zum Weiterarbeiten antreibt, verstummen. Besonders zu Beginn wird dir das schwerfallen. Versuche nicht, sie zu verdrängen, lasse sie zu, aber für diesen Moment vorbeiziehen, bis die Gedanken leiser werden und schließlich ganz verstummen. Schließe jetzt die Augen und erinnere dich an das Grün.

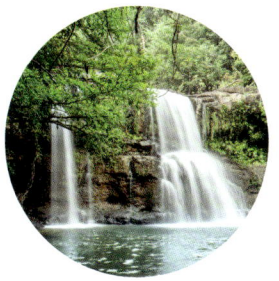
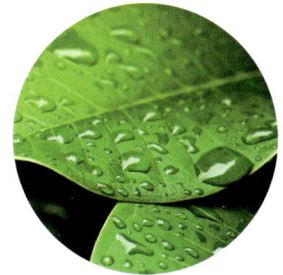
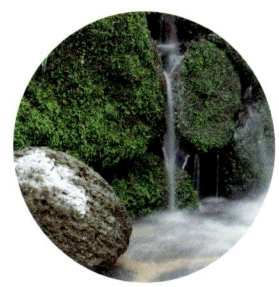

• Du bist jetzt in einem dichten, tiefgrünen Blätterwald, die Luft um dich herum ist warm und feucht. In der Ferne hörst du ein leises Rauschen und Plätschern. Nähere dich diesem Geräusch langsam. Das dichte, warm-feuchte Grün, das dich umgibt, teile es mit einer langsamen, weit ausladenden Bewegung deiner Arme. Plötzlich fühlst du einen angenehm kühlen, feinen Sprühnebel auf deinem Gesicht. Du stehst direkt vor einem Wasserfall. Das Wasser glitzert türkisgrün und silbern.

• Wenn du deine Hand ausstreckst, fühlst du angenehme Frische. Wie riecht das Wasser? Nach den Blättern der Pflanzen, die es auf seinem Weg berührt hat, nach Limette, Aloe vera, mit einem Hauch Minze vielleicht. Atme den erfrischenden Nebel tief ein.

• Mache noch einen Schritt nach vorne und stelle dich mitten unter den Wasserfall. Streiche mit beiden Händen über dein Gesicht nach hinten, von den Schultern bis hinunter zu den Händen, von der Brust über die Seiten die Beine hinunter. Du spürst, wie mit jedem Ausstreichen die Hitze und Anspannung deinen Körper verlässt, wie alles Belastende, alle negativen Gedanken abgewaschen werden. Nimm die kühlende grüne Energie in dir auf wie eine Pflanze, bis du ganz mit neuer Kraft erfüllt bist.

• Tritt nun aus dem Wasserstrahl. Streiche dir mit einer letzten Bewegung das Wasser aus dem Gesicht. Dann öffne die Augen und komme erfrischt und gestärkt zurück ins Hier und Jetzt.

Kraftseite
Vom Glück, in eine Schlucht zu gehen

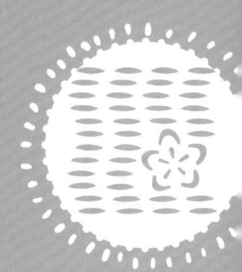

Alles fängt an ...

... mit einer kleinen Zeitkorrektur. Nicht erst frühstücken, herumtrödeln, sondern losziehen zu einer frühen Stunde! Nie ist Grün intensiver als am Morgen oder kurz vor der Abenddämmerung.

Heute nehmen wir uns eine Schlucht vor. Jene ausgewaschenen Durchlässe im Stein, die durch Jahrmillionen Wasserabrieb entstanden sind.

Schlucht klingt zunächst nach Tiefe, Dunkelheit, Gefahr, Unbekanntem. Zu Recht. Viele Schluchten dieser Erde sind raue, brüchige Biotope. Aber genau dieses Finstere, das bereits das Wort *Schlucht* umgibt, reizt uns. Es ist jene Grünerfahrung, die wir machen wollen. Hinabsteigen in das Unbekannte.

Oben, am Rand der Schlucht umfängt uns noch die morgendliche Sonne. Wärmend lässt sie Tautropfen auf den spätsommerlichen Wiesen glänzen. Mit jedem Meter in die Tiefe verdunkelt sich das Grün, verändert sich die Pflanzenwelt, aus den Tautropfen sind längst kleine Sturzbäche geworden, die sich aus dem Fels herausschälen. Das Bodengestein ist porös, man muss auf jeden Schritt achten. Sorgsam sein, achtsam auch mit all jenen, die einen begleiten. Wer Pferde, Esel oder Hunde mitführt, trägt Verantwortung für deren Trittsicherheit. Wer Kinder

dabei hat, erklärt ihnen, dass Schluchten unwegsames Gelände sind, oft unüberwindlich oder nur unter Schwierigkeiten zu durchschreiten. Das Leben ist auch nicht immer eben. Es gibt die Schluchten, die man bewusst betritt, es gibt die Schluchten, die einen unerwartet hinabziehen. Wenn wir dann weit über die tosende Tiefe blicken, schwingt zwar Sorge vor Höhe und Absturz mit, aber auch die Freude, ein Naturschauspiel zu sehen. Anders ausgedrückt, die Chance auf eine Mehrerfahrung, eine Bereicherung. Das Grün von zwischen Felskeilen brodelndem Wasser geht von Helltürkis bis leuchtend Sattgrün, denn in den an Schmutzpartikeln armen Gebirgsfluten macht der Lichteinfall grandiose Farbspiele. Auf kalkhaltigem Fels können Flüsse wie Smaragde glänzen, sie können hell, fast Phosphorgrün leuchten und dann doch wieder in ein pilziges Grün aufschäumen. Wir erleben die Schlucht als eine Aneinanderreihung von Sinnesreizen zum Beispiel wenn wir abwechselnd auf glitschigem und losem Grund in die Tiefe steigen. Der Geruch von ewiger Feuchte. Das provozierend kräftige Grün der Biotopbewohner, wie die urzeitlichen Farne, das Geräuschkonzert des Wassers und die optische Symphonie aus Grün. Kaum an der Schluchtsohle angekommen, sind wir von felsigen Wänden umgeben, die den Lichteinfall bündeln. Bei günstigem

Einfall der Sonne entsteht ein Feuerwerk aus Wasserdampf, kurzzeitigen Regenbögen und filigranem Blättergrün. Diese Augenblicke muss man bewahren. Sie in sich aufnehmen, versuchen, sich alle Details zu merken, statt nur auf den Auslöser des Smartphones zu drücken. Das Bild im Kopf abspeichern, damit es abrufbar bleibt, wenn eine Talsohle im übertragenen Sinne erreicht ist.

Sobald der Aufstieg beginnt, verändern wir unseren Rhythmus. Die Bodenhaftung und der Blick nach oben werden die Taktgeber. Dabei kommen uns Sturzbäche klaren Wassers entgegen, die Pflanzen bilden ein Vertikalgerüst mit vielen grünen Details. Verschnaufpausen sind wichtig. Sich auf Einzelheiten konzentrieren hilft beim Atmen, das jetzt schneller geht, weil beim steilen Aufstieg der Kreislauf in rasanten Schwung kommt. Man muss innehalten, um den richtigen Schritt zu überlegen, vielleicht sind die Stufen ausgetreten oder die Wegsteine locker. Jeder Augenblick wird zur Grenzerfahrung im Kleinen. Immer wieder staunen wir über das Grün, wie es vom tiefdunklen Schattengrün zu Limettengelb wird. Ein Blick zurück zeigt uns die ganze Schönheit der Schlucht mit ihren Schlieren aus Wasserdampf und dem Farbenspiel aus grünen Reizen. Bis wir wieder oben abgekommen sind, haben wir geschwitzt, uns manchmal gesorgt, Freude empfunden und uns aus der Tiefe in die Höhe gearbeitet.

Die Schlucht ist eine anregende Metapher für das Auf und Ab des Lebens. Die Bilder einer Schluchtdurchquerung sollten wir immer abrufbar halten.

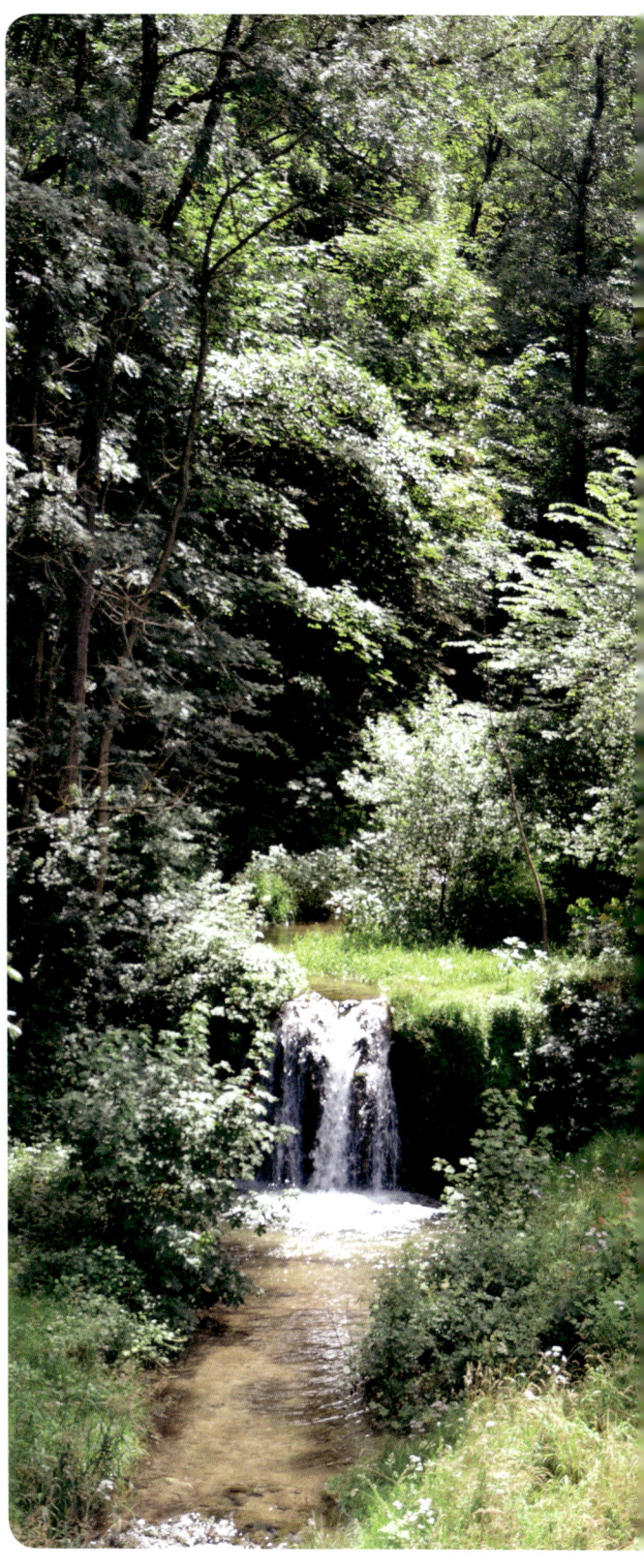

Natur

Grüne Erfahrungen

Grün ist Gegenstand von Forschung, Grün ist aber auch zunehmend ein Bereich in der Kunst. *Landart*, Natur als Motto oder Kunst als Installation in der Natur und mit der Natur wie Christos *Floating Piers* im Sommer 2016 bewegen im wahrsten Sinne des Wortes Tausende von Neugierigen. Natur hat längst den nur *grünen Raum* verlassen.

Wie Grün unseren Geist erfrischt

»Ich muss mal wieder raus«. Wie oft sagen wir das und meinen damit *den Kopf lüften*, irgendwohin gehen, *wo das Auge nicht anstößt*, ja, es dem maximalen Beruhigungsfaktor aussetzen: der Farbe Grün. Tatsächlich hat Kontakt mit der Natur eine geradezu therapeutische Wirkung auf unsere Psyche. Jules Pretty und Jo Barton von der University of Essex haben mit ihrer groß angelegten Studie 2010 die Heilkraft der Natur belegt. Nachweislich ist schon eine geringe *Dosis Natur* ausreichend, um die mentale Gesundheit zu verbessern oder zu stabilisieren. In ihrer Studie nehmen sie Bezug auf *die kleine Grünerfahrung*, wie einen Spaziergang im Park oder entlang einer mit Bäumen besetzten Straße, aber auch auf das Erleben von Wildnis, Sport im Grünen und langes Wandern. Das beeindruckende Ergebnis ihrer Studie ist, dass schon minimale *Grünkontakte* ausreichen, um psychische Stabilität zu erlangen, um aufnahmefähiger und konzentrierter zu sein. Allein in ein Blätterdach zu gucken, barfuß auf einer Wiese zu gehen oder mit der Hand über von Moos bewachsene Baumstämme zu streichen, ist Impuls genug, um widerstandsfähiger gegen mentale Störungen zu werden.

Barton und Pretty nennen ihre Erkenntnisse *Green Care* und meinen damit die therapeutische Wirkung aller Outdoorbeschäftigungen, von Wandern bis Gärtnern, von Sport in der Natur bis zur Meditation oder dem Arbeiten im Freien.

Das sogenannte *Care Farming* ist eine handwerkliche Therapieform, die der Seele Halt gibt. Schon Benjamin Rush (1776–1813), Professor für Medizintheorie an der Universität von Pensylvenia, veröffentlichte 1812 eine Arbeit über die wohltuende Wirkung von Holzhacken, Feuermachen, Gärtnern und allen Arten agrikultureller Beschäftigung auf Psyche und Physis. Wenn man heute von *therapeutischem Grün* spricht, meint man jenes von Rush bereits entdeckte und von Barton und Pretty belegte *Green Exercise*, also alle Arten von Betätigungen mit und in der Natur, die sich positiv auf unsere Psyche auswirken. Schneller, einfacher und sinnlicher kann Therapie nicht sein.

Grüne Erfahrungen im Sommer

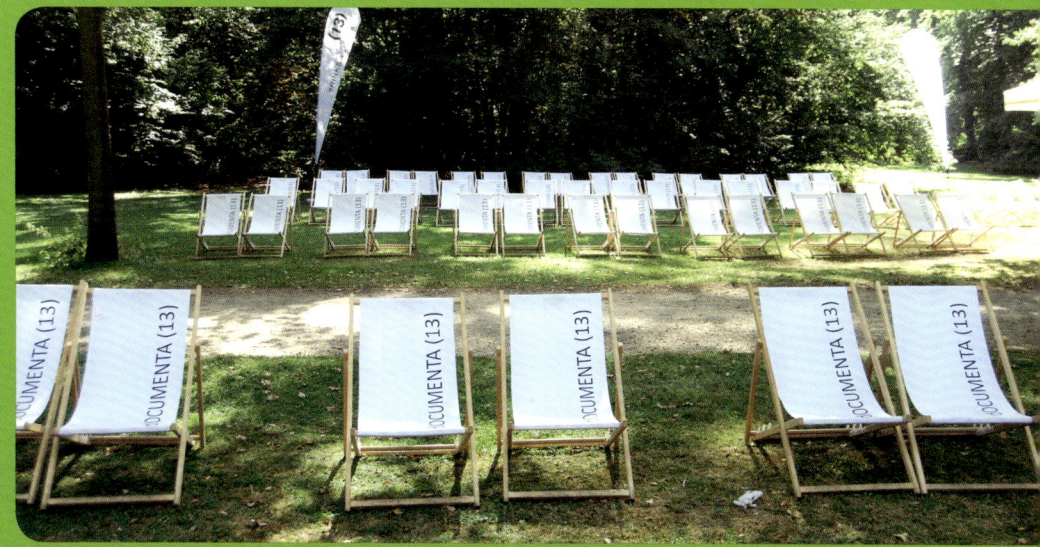

Grüne Kunst

Auf der 13. Dokumenta 2012 hat *Natur* eine ganz besondere Rolle gespielt. Natur wurde zur Bühne, die man bequem aus Liegestühlen betrachten durfte. Hunde wurden zu lebenden Kunstobjekten und zu Kunstvermittlern. Dekorative Turbopflanzen stahlen ganz selbstverständlich der Architektur die Schau. Auf Booten angelegte Nutzgärten waren gleichzeitig Gartenkunst, Brücke und Biotop in einem, sowohl im ganz botanischen Sinne wie auch im übertragenen. Die Natur zu integrieren hatte Tradition schon auf der 8. Dokumenta. 1982 ließ Joseph Beuys 7000 Eichen pflanzen, um ein Zeichen gegen die Verstädterung zu setzen. Die Installation der Dokumenta 8 hat Kassel bis heute verändert.

Kleines Ritual

- Lehne dich an einen Baumstamm, fühle die Rinde, streichle die Blätter an den Ästen.
- Schau in die Krone des Baumes. Im Frühling, wenn das erste Hellgrün der Blätter entsteht, sind die Reize auf das Auge besonders stark. Helles Grün kann Fröhlichkeit auslösen.
- Gehe barfuß um den Baum herum, spüre den vom Schatten kühlen Boden.
- Sieh dich satt an den verschiedenen Grüntönen, versuche sie zu benennen.

Frische
Rezepte

Erfrischung gefällig? Das Sorbet mit Gurke und Limette schmeckt herrlich erfrischend, Basilikum, besonders Tulsi, das indische Basilikum, wirkt beruhigend. Perfekt nach einem schweren Essen.

Basilikum-Gurken-Sorbet

Für 3–4 Portionen
700 g Salatgurke • ½ Topf Tulsi oder normales Basilikum • 250 ml Wasser • 50 ml Holunderblütensirup • 60 g Zucker • Saft von ½ Limette

❶ Die Gurken schälen, halbieren und mit einem kleinen Löffel die Kerne herauskratzen, anschließend das Gurkenfleisch grob würfeln. Die Basilikumblätter zupfen, abbrausen und trocken schleudern.

❷ Die Gurkenwürfel, das Basilikum und alle anderen Zutaten in ein hohes Gefäß geben und mit dem Pürierstab fein mixen.

❸ Die Mischung in einen Behälter mit Deckel geben und tiefkühlen. Nach 15 Minuten mit einem Schneebesen oder Handrührgerät kräftig durchrühren. 4–5 mal wiederholen, bis das Sorbet eine angenehm cremige Konsistenz hat.

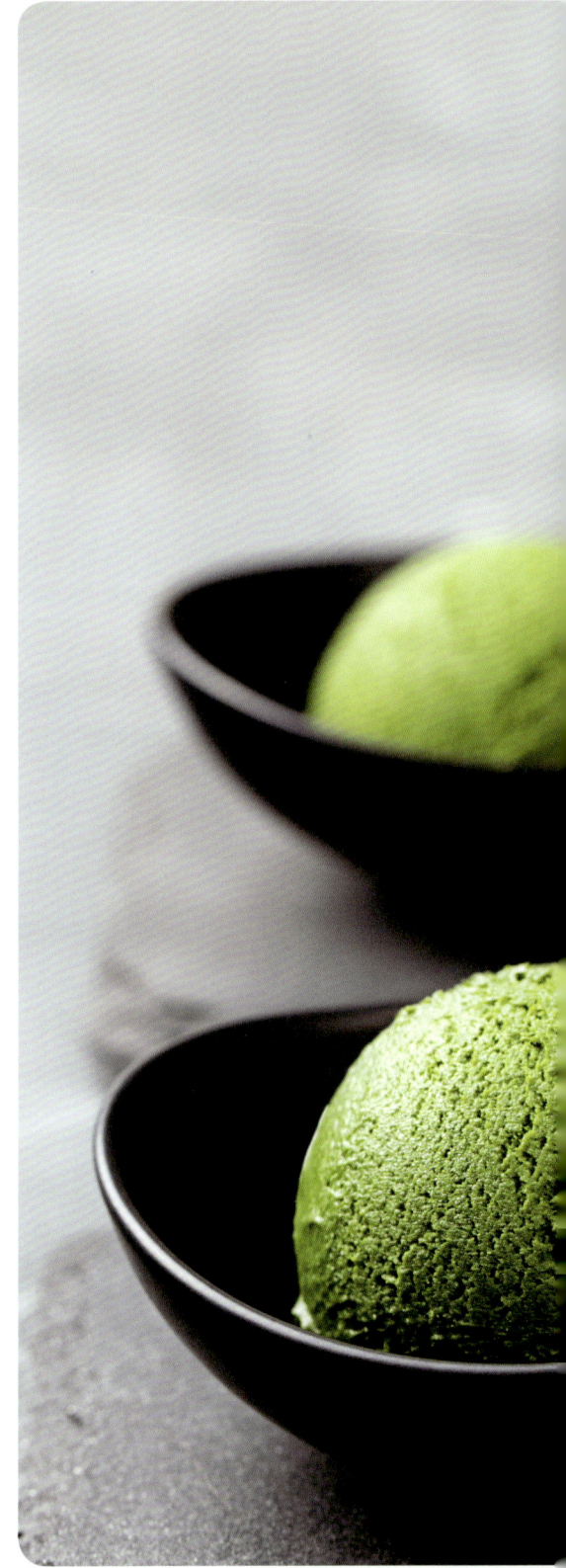

Birchermüsli mit Aloe vera

6 EL feine Haferflocken • 1 EL Chiasamen •
200 g Naturjoghurt • 1 grüner Apfel •
Agavendicksaft nach Geschmack • 1 Prise
gemahlene Vanille • 3 EL Fruchtfleisch
einer Aloe vera

❶ Die Haferflocken mit den Chiasamen und dem
Naturjoghurt in einer kleinen Schüssel mit Deckel
gut vermischen. Den Apfel sorgfältig waschen, trocken reiben, vierteln und entkernen. Die Viertel mit
einer Reibe fein reiben und den Brei unter die Jo-
ghurtmischung rühren.
Nach Geschmack kann man mit Agavendicksaft
süßen. Abgedeckt für mindestens 4 Stunden, am
besten über Nacht im Kühlschrank ruhen lassen.

❷ Lege das Aloe-vera-Frischblatt auf ein Stück
Küchenkrepp. Schneide vom breiteren Ende
ein etwa 2 Zentimeter dickes Stück ab. Das wird
weggeworfen. Warte rund 3 Minuten, bis das
gelbliche, bittere Aloin aus dem Blatt ausgetropft
ist. Schneide nun von der Schnittstelle noch einmal eine hauchdünne Scheibe ab, um mögliches
Rest-Aloin vollständig zu entfernen. Jetzt schneide die nötige Menge ab. Bei einem großen Blatt
sollten 2,5 cm reichen. Das Blattstück dann längs
in der Mitte teilen, das Gel herausschneiden und
klein würfeln.

❸ Zum Servieren werden die Aloewürfel unter
das Birchermüsli gemischt. Wenn du magst, kannst
du noch frische Zitrusfrüchte und frisch gehackte
Zitronenmelisse dazu reichen.

Das Müsli ist herrlich für die Mittagspause,
erfrischend mit Joghurt und der kühlenden
Wüstenpflanze Aloe vera.

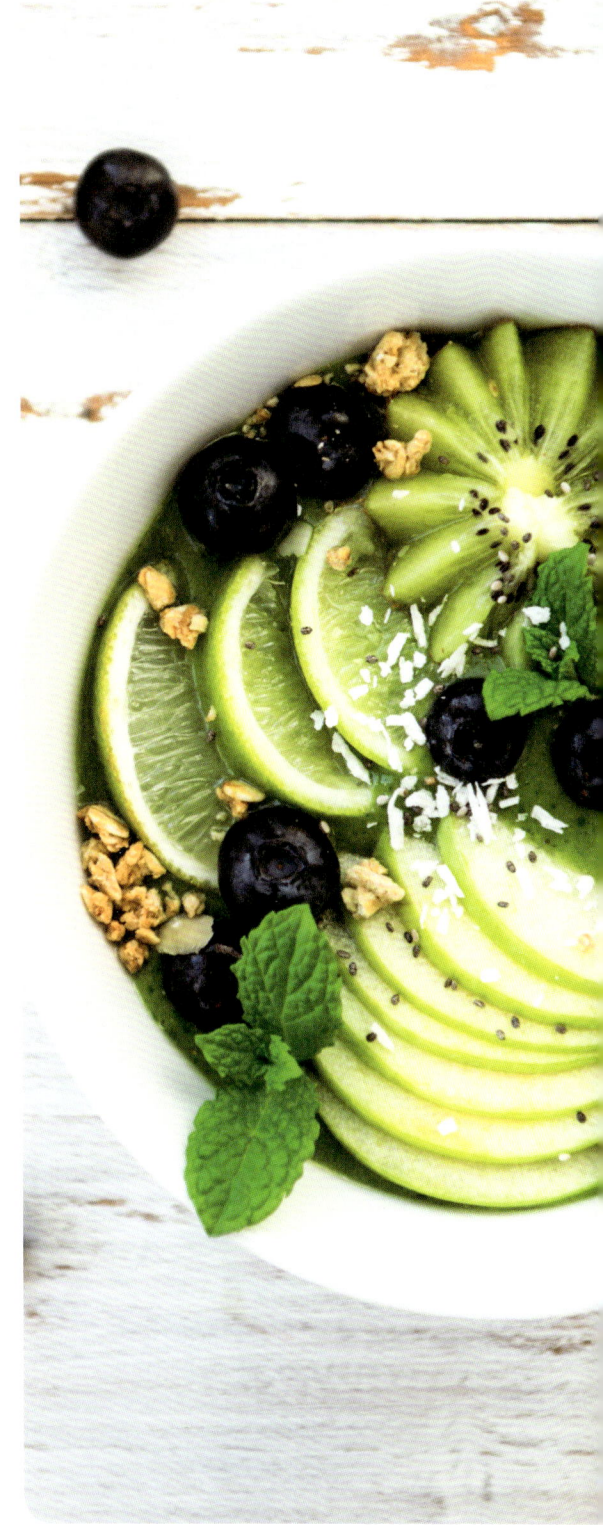

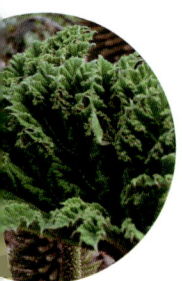
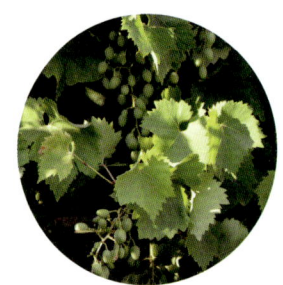

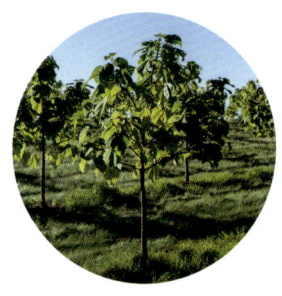

Dein Garten
Der Reiz des schnellen Grüns

Manchmal sind wir ungeduldig, wollen schnelle Ergebnisse. Manchmal wollen wir beschützt werden von Natur. Wir erinnern uns an Naturidyllen und Märchen, in denen kleine Tiere unter großen Blättern wohnen. All diese Idyllen erfüllen die Sehnsucht, von einem friedlichen Blätterdach beschützt zu werden. Turbopflanzen, die mit ihren grünen Schirmen Schatten spenden, kommen dieser alten Sehnsucht nahe.

Geborgenheit in der Natur

Was für ein schönes Bild, von einem riesigen Blatt beschirmt zu werden! Mit einem Mammutblatt (*Gunnera Manicata*) schafft man sich einen märchenhaften Hingucker, auch in einem kleinen Garten. Die metergroßen Blätter, ihre Struktur und Anordnung lassen uns staunen. Und auch, dass es die Pflanze jedes Jahr innerhalb von 6 bis 8 Wochen schafft, solche gewaltigen Blätterdächer zu entwickeln. Der Botaniker Carl von Linné gab der aus Brasilien stammenden Pflanze, die es sonnig liebt und viel Wasser braucht, ihren Namen. Im Winter müssen Wurzeln und Stämme mit Heu gepolstert vor Frost geschützt werden. Bei günstigem Stand kann ein erwachsener Mensch unter einem Mammutblatt stehen. Im gemäßigten Klima Irlands erreicht der Chilenische Riesen-Rhabarber (*Gunnera Tinctoria*) nicht nur gi-

gantische Ausmaße, sondern verdrängt auch heimische Arten. Es ist Fluch und Segen invasiver Pflanzen, wenn sie raumgreifend werden.

Der grüne Frieden in den Städten

Mit dem aus China stammenden Blauglockenbaum (*Paulownia tomentosa*) wurden einst aristokratische Gärten geschmückt. Der Würzburger Naturforscher, Arzt und Japanologe Philipp Franz von Siebold brachte die Pflanze nach Europa. Der schnelle Wuchs, das robuste und doch flexible Holz machen den Baum zum attraktiven Holzlieferaten vor allem für Tischtennisschläger und Surfbretter. Im Garten kann der blau blühende Gigant ein Hausbaum werden, der ganz besonders märchenhafte Momente schenkt. Manchmal siedelt er sich von selbst an, dann staunt man darüber, innerhalb eines Sommers eine 2-Meter-Pflanze vor sich zu haben.

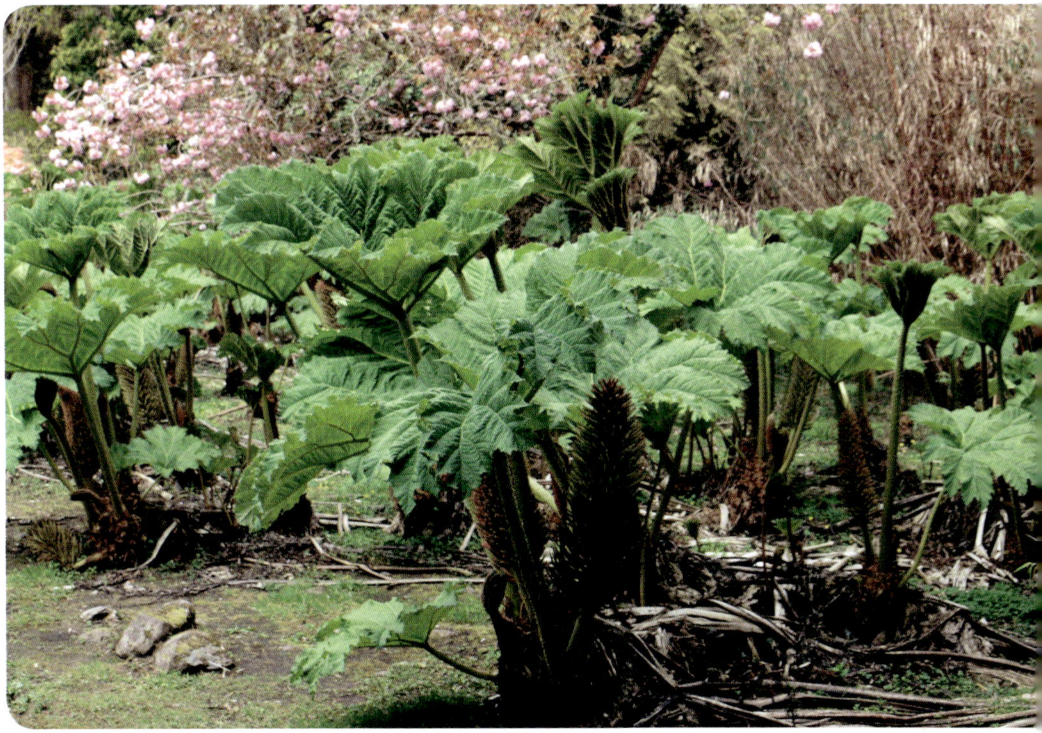

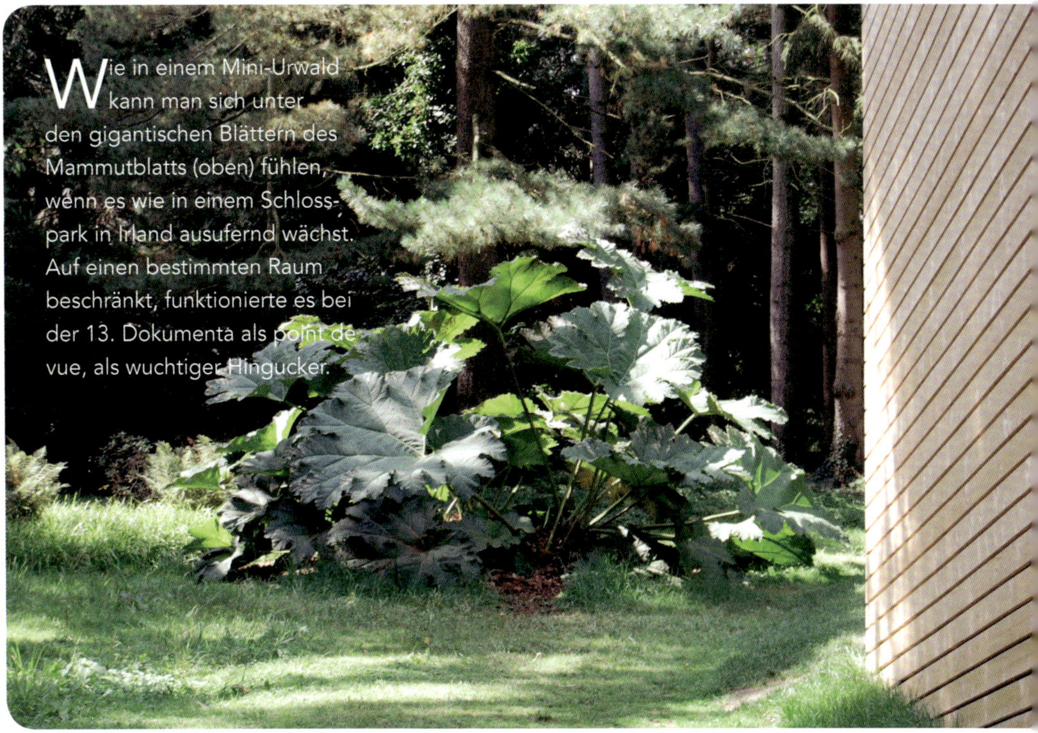

Wie in einem Mini-Urwald kann man sich unter den gigantischen Blättern des Mammutblatts (oben) fühlen, wenn es wie in einem Schloss-park in Irland ausufernd wächst. Auf einen bestimmten Raum beschränkt, funktionierte es bei der 13. Dokumenta als point de vue, als wuchtiger Hingucker.

Ein Turbobiotop für Augen und Seele

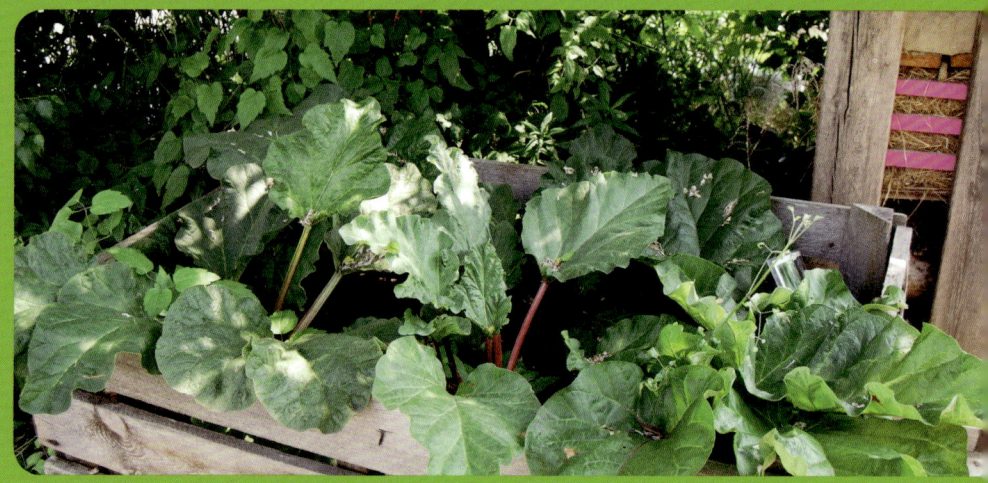

Große grüne Gäste

Wer nur wenig Raum hat, einen eigenen Turbogarten anzulegen, kann mit Hochbeetgefäßen platzsparend arbeiten.

Ob in Design-Hochbeeten oder einfachen Holzkisten, es kommt auf den Inhalt an. Von Frühjahr bis Frühsommer schenkt der kleine optische Verwandte des Mammutblattes, der Gemeine Rhabarber, nicht nur üppiges Grün, sondern auch noch Gesundheit und Geschmack. Arabische Medizingelehrte des Mittelalters verarbeiteten vor allem die unterirdischen Sprossachsen. Heute verwenden wir die Stängel als Kuchenbelag, obwohl der Rhabarber zu den Stielgemüsen zählt. Die Pflanze ist relativ anspruchslos, braucht aber viel Wasser und wurzelfreie Erde. Nach dem

24. Juni, nach Johannis, sollte Rhabarber nicht mehr verzehrt weden, da der Oxalsäuregehalt in den Stängeln steigt. Dann ist Rhabarber das, was man sich von einer Pflanze mit Riesenblättern wünscht: einfach nur schön üppig grün und ein prächtiger Hingucker im Garten, auch für eine kleine Grün-Meditation.

Maxi-Mischung

Mischbeete, bestehend aus Tomaten, ein paar Maisstängeln und wuchernden Kräutern sind ein hellgrüner Augentrost in stressigen Zeiten. Die wilde Pracht erfüllt den Betrachter mit der Vorfreude auf künftiges Ernteglück. Zu sehen, wie auf wenig Platz Vielfalt gedeiht, ist eine schöne Inspiration, auch mit menschlichen und seelischen Platznöten fruchtbar umzugehen.

>>Der Garten ist ein anderer Himmel mit Sternen aus Blumen.<<

Persisches Sprichwort

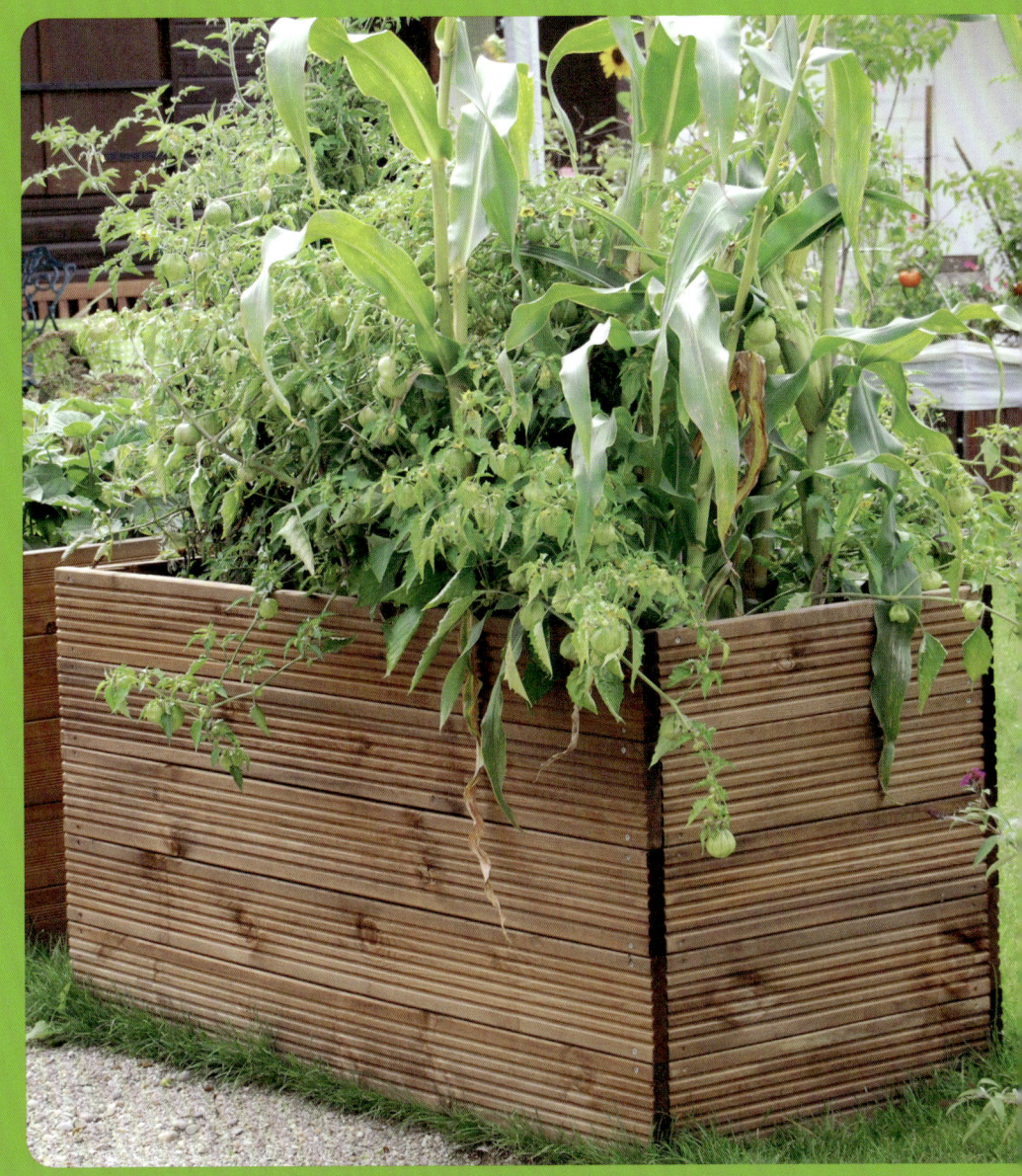

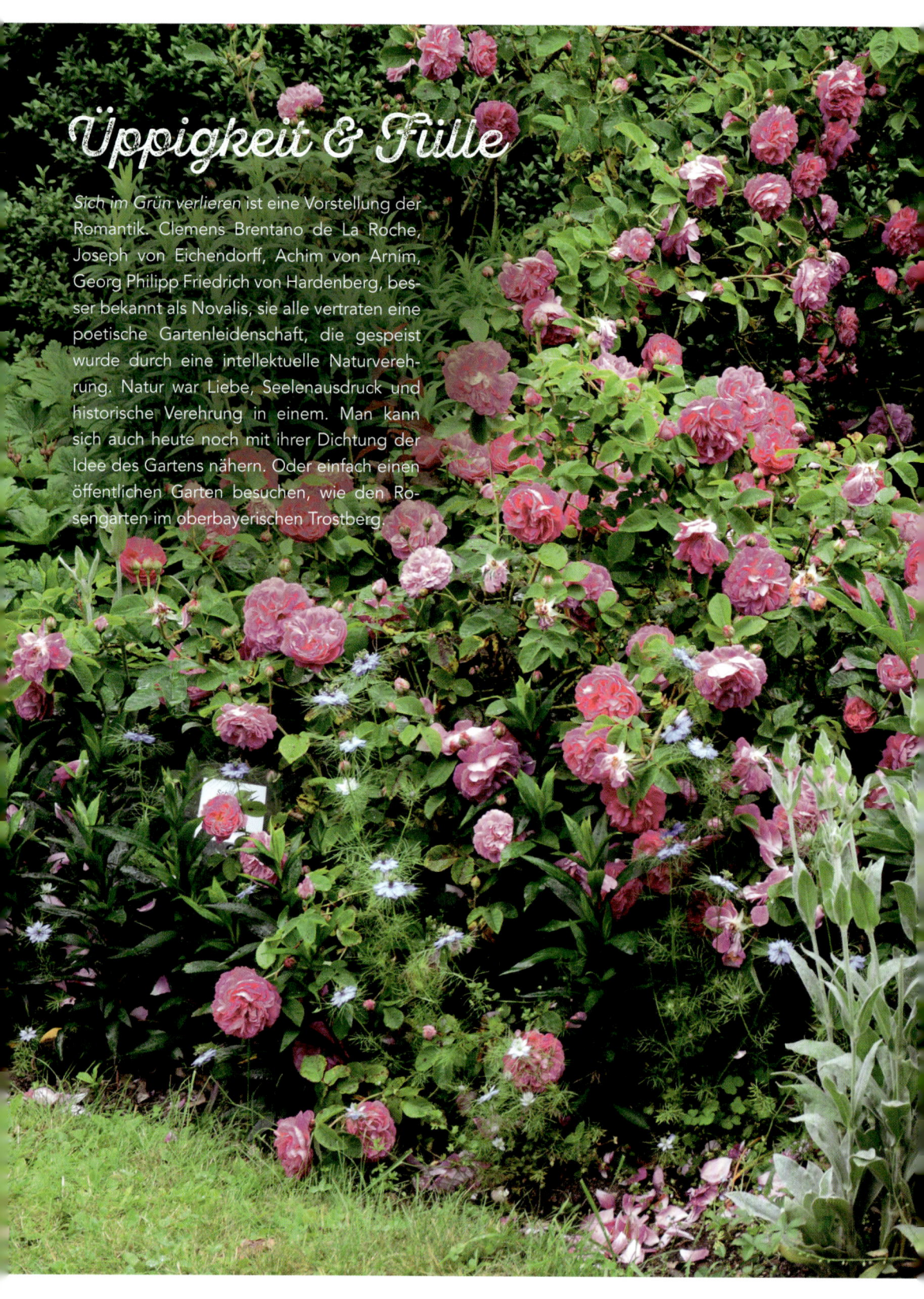

Üppigkeit & Fülle

Sich im Grün verlieren ist eine Vorstellung der Romantik. Clemens Brentano de La Roche, Joseph von Eichendorff, Achim von Arnim, Georg Philipp Friedrich von Hardenberg, besser bekannt als Novalis, sie alle vertraten eine poetische Gartenleidenschaft, die gespeist wurde durch eine intellektuelle Naturverehrung. Natur war Liebe, Seelenausdruck und historische Verehrung in einem. Man kann sich auch heute noch mit ihrer Dichtung der Idee des Gartens nähern. Oder einfach einen öffentlichen Garten besuchen, wie den Rosengarten im oberbayerischen Trostberg.

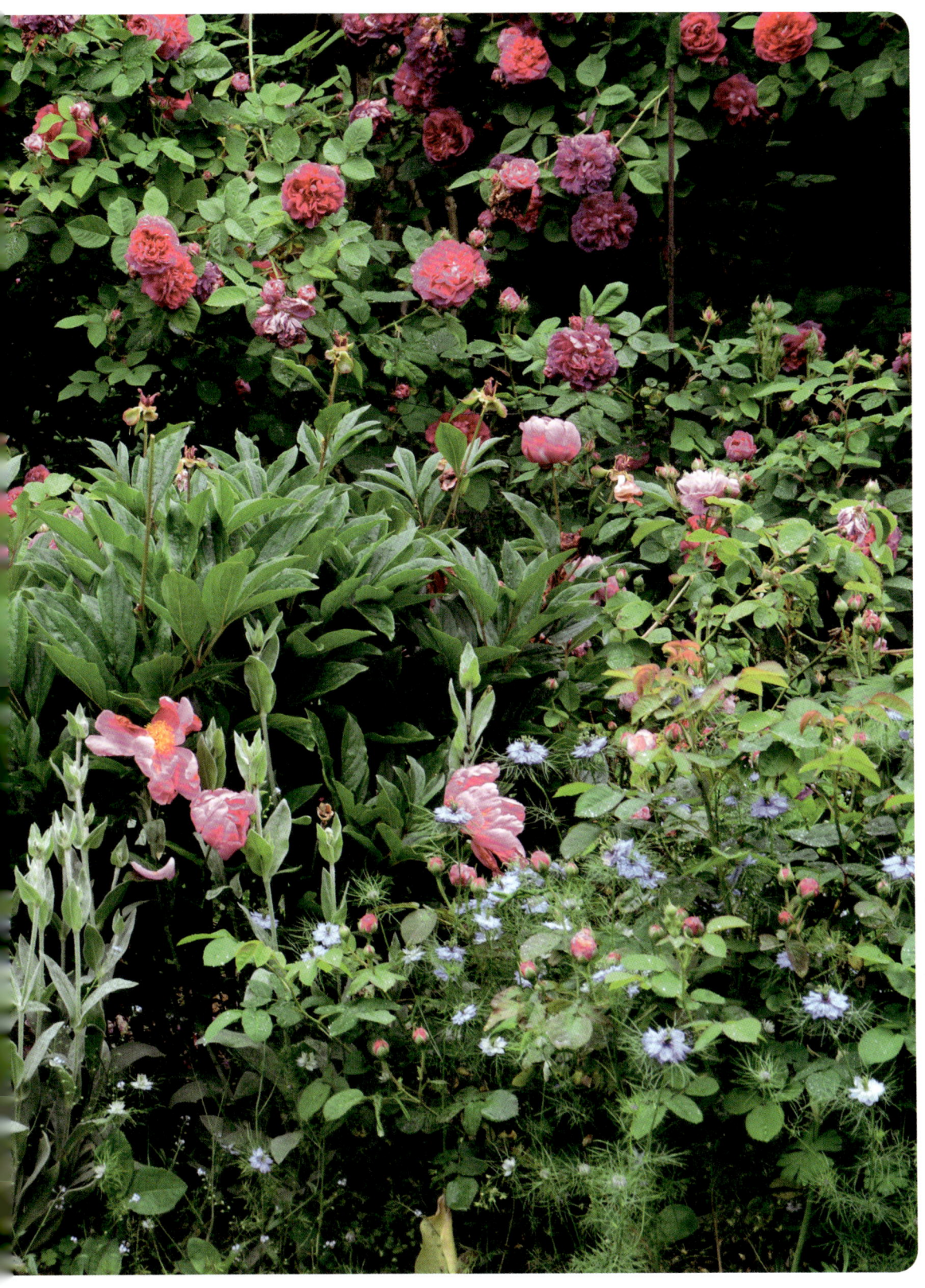

Philosophie

Das Entdecker-Gen

Tief in uns haben wir alle ein Entdecker-Gen, mal mehr, mal weniger ausgeprägt. Für einen schnellen Erholungswert im Grünen würde es bereits genügen, zum Hobby-Entdecker zu werden. Die Kombination aus vielfachen Sinneseindrücken und zielgerichteter Konzentration bringt Glückshormone in Wallung, denn eine Endeckung wertet unser Körper als Erfolg und schüttet Endorphine aus.

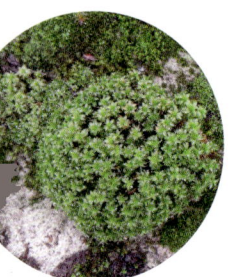 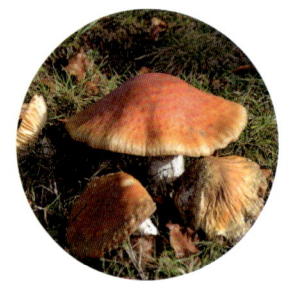  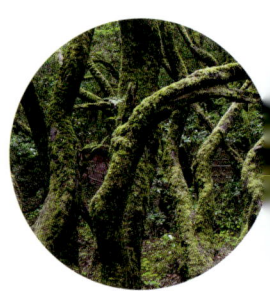

Beerenglück

Wir müssen für eine Einfach-grün-Erfahrung nicht den Amazonas durchstreifen, wie der große Entdecker Alexander von Humboldt es getan hat, der mit dem gefächerten Interesse eines Universalgelehrten die Flora und Fauna Südamerikas katalogisierte und für die Nachwelt aufbereitete. Sein Leben ist bis heute Gegenstand vieler Forschungen und fasziniert auf Grund des Entdecker-Gens, das dieser große Forscher im Übermaß hatte. Für den Hausgebrauch müssen es keine Kontinentalreisen sein. Auch Pilze- und Beerensammeln befriedigt das Entdecker-Gen. Wer schon mit einem gefüllten Körbchen Waldbeeren nach Hause kam, weiß, wie unglaublich köstlich die selbstgepflückten Früchte schmecken. Dann verdichtet sich die Glückserfahrung des Suchens und Findens mit der Glückserfahrung einer Geschmacksexplosion.

Glück per GPS

In den letzten Jahren haben sich viele Menschen einem neuen Hobby gewidmet. Mithilfe von GPS-Daten suchen sie beim *Geocaching* in der Natur nach versteckten Schätzen. Dass die *Schätze*, materiell gesehen, keine sind, ist dabei unbedeutend. Die Geocacher, die sich Technik und Natur zunutze machen, um ein Gruppenspiel zu entwickeln, haben das Entdecker-Glück planbar gemacht: Sie schaffen sich ihren Kick selbst, indem sie Kleinigkeiten verstecken, diese rätselhaft verbergen und so den Mit-Cachern die Freude des Findens inmitten der Natur sichern.

Das Nahe entdecken

Für Humboldt war es ganz selbstverständlich, draußen zu übernachten. Der Gelehrte hatte keine Scheu vor den nächtlichen Eindrücken der Natur.

Die Natur entdecken heißt sich entdecken.

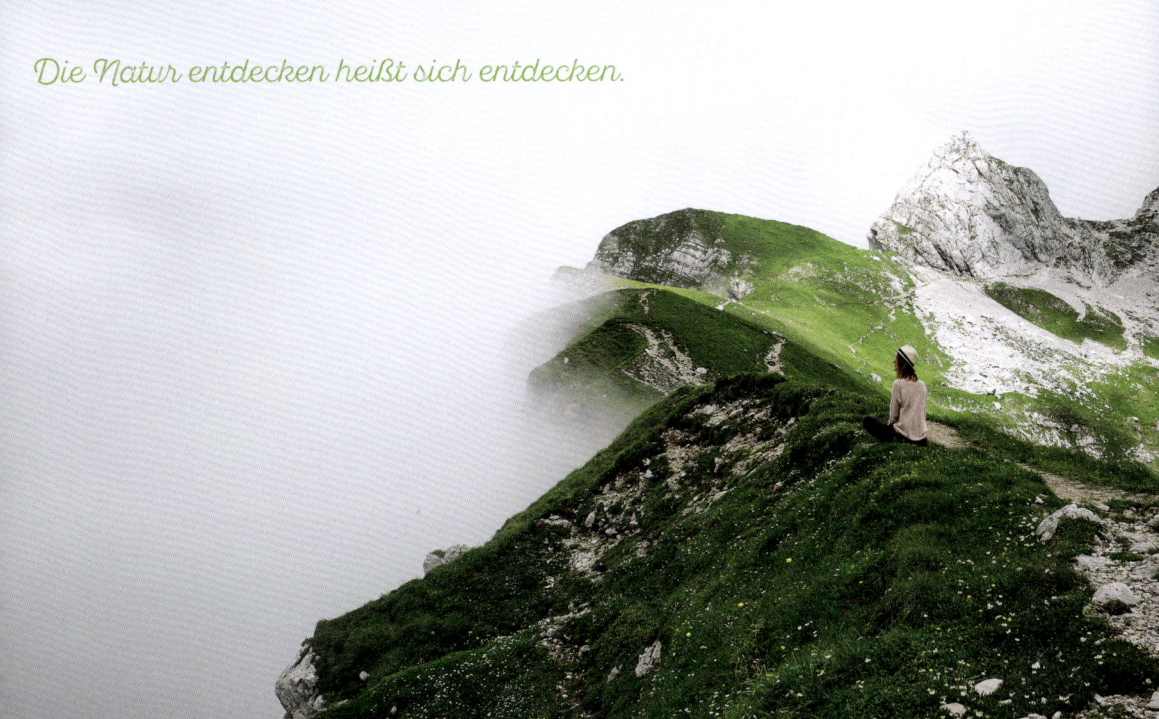

Für seinen nicht weniger an Naturphänomenen interessierten Zeitgenossen Johann Wolfgang von Goethe war solcherlei Naturerfahrung nicht denkbar. Goethe holte sich die Natur ins Haus, selbst Gartenarbeit ließ er andere verrichten und erfreute sich lieber nur am Ergebnis.

Tatsächlich unterliegt das Heranlassen von Natur sehr individuellen Toleranzen. In unserer verstädterten Welt ist es kein Muss, draußen zu übernachten. Wir sind also nicht daran gewöhnt. Wie reizvoll es ist, erfahren Kinder in Zeltlagern und bei den Pfadfindern. Wer nie eine Nacht unter freiem Himmel verbracht hat, für den kann ein Outdoor-Wochenende im Stadtwald schon eine Grenzerfahrung sein. Eine, die sich lohnt, denn man kommt aus einer Nacht im Freien anders heraus, als man hineinging. Wecken wir also das kleine Humboldt-Gen in uns!

Die Humboldt-Therapie

- Gehe mit einem erfahrenen Pilzsammler in den Wald und lass dich in die Geheimnisse der Mykologie einführen. Schaue & sammle!
- Tu dich mit einer Gruppe zusammen und organisiere eine Übernachtung im Freien. Wähle einen sicheren Platz, damit du dich ohne Angst nur den nächtlichen Eindrücken der Natur widmen kannst.
- Sammle Blätter und Blumen, bekannte und unbekannte, auf einem Spaziergang. Versuche, mithilfe eines Bestimmungsbuchs die Arten zu benennen. Lege ein Naturtagebuch an. Werde zum Entdecker! Wer die Welt um sich herum entdeckt, entdeckt sich selbst.

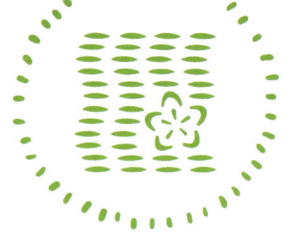

Spüren

Grüne Herausforderung

Als 2006 in Oberbayern JJ1, der Braunbär Bruno auftauchte, teilte sich die Gesellschaft in Bären-Befürworter und Bären-Gegner. Die Argumente beider Seiten klangen gleichermaßen vernünftig. In der Diskussion stellte sich immer wieder die Frage: Sind wir der wilden Natur noch gewachsen?

Was ist Wildnis?

- Suche dir einen Ort, der für dich Wildnis bedeutet, das muss kein Wald mit Wölfen sein, es genügt ein Stück Natur, das möglichst wenig Zivilisationsspuren trägt.
- Was bedeutet Wildnis für dich? Ist es ein exotisches Gefühl, das du mit Gefahren und Herausforderungen verbindest oder ist es einfach nur das Fehlen der Komfortzone? Definiere deine Wildnis, denn bereits das Nachdenken darüber löst Blockaden. Filme über Naturphänomene und Tierdokus haben eine ähnliche Wirkung.

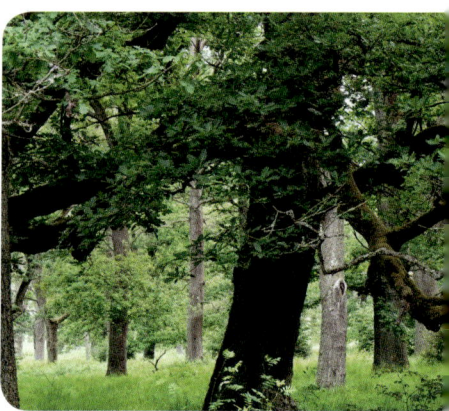

Wie viel Wildnis vertragen wir?

Die Bären-Fürsprecher kamen meist aus dem urbanen Raum, die potenziellen *Bären-Töter* aber aus dem ländlichen Umfeld oder aus Berufsgruppen, die viel mit der Natur zu tun hatten. Landwirte, Jäger, Förster, Waldbesitzer. Damals stießen auf geradezu kinoreife Weise Wildromantik und Wildmanagement aufeinander. Vielleicht hätte man sich heute, wo man mit der Ansiedelung von Raubwild mehr Erfahrung hat, einander annähern können. Auch vor dem Hintergrund, dass Deutschland bis 2020 auf maximal 5 % der Landesfläche Wildnisgebiete einführen möchte, derzeit sind es gerade mal 0,6 %. Das Beispiel des Bären Bruno zeigt aber, dass Wildnis für die Menschen ein verklärtes Ideal einerseits und zu beherrschendes Problem andererseits ist. Die Vorstellung eines Bären vor der Haustür ist deutlich romantischer als die Realität, wenn ein Zwei-Meter-Tier auf kleinere Lebewesen trifft. Bruno ist dem Sicherheitsstreben zum Opfer gefallen, denn auf die Konfrontation mit echter Wildheit sind wir nicht mehr eingerichtet. Schafsweiden sind wegen der mangelnden Gefahr längst nicht mehr bären- oder wolfssicher bewacht. Und unser eigenes Outdoor-Verhalten ist ebenso sorglos, mit Gefahr rechnen wir nicht. Wer hier in Deutschland in den Wald, auf die Berge, in die Seen geht, läuft höchstens Gefahr, einem Wiesel, einem Waller oder einem Wildschwein zu begegnen, wobei auch das nicht ohne ist. Was also ist Wildnis für jeden einzelnen von uns? Was bedeutet es für unser *einfach-grün*-Fühlen? Ist ein *bisschen* Wildnis schon genug oder muss es mehr sein?

Einfach weit weg

Das Phänomen der heilenden Wildnis wird seit Jahren erforscht. Das US-Psychologen-Paar Rachel und Stephen Kaplan fand heraus, dass es sehr wohl einen nachweislichen, sogenannten *Being-Away*-Effekt gibt, sobald man sich der Weite der Natur aussetzt. Wenn der Blick nirgends anstößt, treten Stressfaktoren in den Hintergrund. Den Blick schweifen zu lassen über ein Tal, eine Wiese, einen grünen Grund ist wie eine Öffnung

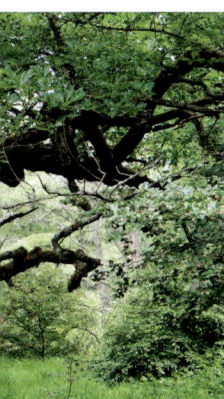

des Seelenraums. Ein griffiges Beispiel dafür ist die Münze, die man direkt vor ein Auge hält. Dann ist nur das dunkle, bedrohliche Schwarz der Münze zu sehen. Hält man die Münze einen Meter weit weg, ist sie nur mehr ein Puzzlestein in einem vielgestalten Umfeld. Wirft man die Münze in die Luft, wird sie zum wirbelnden, winzigen Partikel im Kosmos.

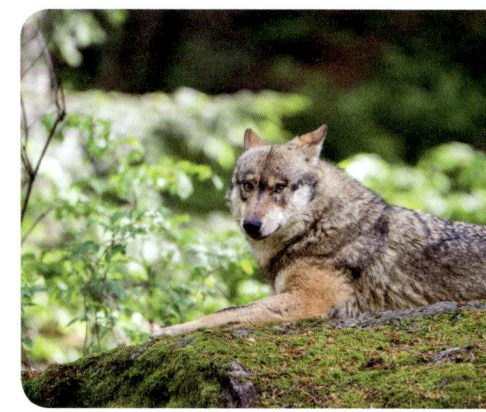

Das große Ganze

Es ist wie bei der Münze im Kosmos, wenn wir draußen in der Natur vielen Impulsen gleichzeitig ausgesetzt sind. Vogelgezwitscher, vielfältige Grüntöne, Wetterverhältnisse und Bodenbeschaffenheit. Doch diese vielen kleinen Einzeleindrücke ermüden uns nicht, sie bereichern uns und geben uns Kraft. Grund dafür ist ein mittlerweile erforschtes Phänomen, das vom Ehepaar Kaplan ART (*Attention Restoration Theory*) genannt wurde. Es geht auf eine Erkenntnis ihres Berufskollegen William James zurück. Er fand heraus, dass wir Menschen über zwei verschiedene Aufmerksamkeitsmuster verfügen. Die zielgerichtete Aufmerksamkeit, die uns nach einer Weile ermüdet, zum Beispiel am Schreibtisch sitzen, gleichzeitig E-Mails und SMS checken, antworten, reflektieren, kommunizieren. Und die unspezifische Aufmerksamkeit, wie man sie beim Gehen in der Natur entwickelt. Menschen, die sich regelmäßig einer wie auch immer gearteten *Wildnis* aussetzen, können leichter einem Gespräch folgen oder einen Gedankengang zu Ende denken, obwohl eine Vielzahl von Impressionen auf sie einströmt. Wildnis, und das kann auch die *Wildnis* eines Stadtwaldes sein, entspannt unser Unterbewusstsein und stärkt so unsere Konzentrationsfähigkeit. So seltsam es klingt: Wildniserfahrung ist wie eine Reset-Taste, die uns hilft, klare Gedanken zu fassen. Und tatsächlich müssen wir dafür nicht erst den ganzen *Gefahren-Katalog* Wildnis abarbeiten.

Grüne Kunst

für Trockenzeiten oder fürs Büro

Das üppige Grün des Sommers zeigt uns eine grenzenlose kreative Fülle. *Kunst*, die man rahmen sollte. Der freistehende Bilderrahmen beherbergt trockenresistente Luftwurzler (*Tillandsien*) und übersteht jede Hitzewelle. Außerdem ist dieses pflegeleichte gerahmte Grün ideal für das Büro.

Material
möglichst einfacher, unbehandelter Holzbilderrahmen mit Aufsteller und herausnehmbarem Rückenteil • grüne Acrylfarbe oder dünnes grünes oder grün gemustertes Papier (Decoupagepapier) • (Decoupagekleber (Paperpatch oder Serviettentechnik-Kleber) • ein Stück verzinktes Drahtgitter in der Größe des Bildausschnitts • 1–2 Tillandsien, je nach Größe des Rahmens

Außerdem
Zeitungspapier zum Abdecken • Cuttermesser oder Skalpell • Decoupage- oder breiterer Haarpinsel • Seitenschneider • Heißklebepistole

❶ Das Rückenteil des Rahmens entfernen und den Aufsteller abbauen, sodass er nicht beschädigt wird. Du kannst den sichtbaren Teil des Holzrahmens entweder mit grüner Acrylfarbe bemalen (am besten doppelt) und anschließend gut trocknen lassen, oder mit Papier bekleben. Dazu den Rahmen mit der Vorderseite nach unten auf das gewählte Papier legen. Abhängig von der Dicke des Rahmens rundum sowohl auf der Innen- als auch auf der Außenseite so viel stehen lassen, dass das Papier später noch ein wenig auf die Rückseite umgelegt werden kann. Dementsprechend den Zuschnitt aufzeichnen und mit einem Cuttermesser ausschneiden.

❷ Den Papierzuschnitt an den Ecken außen und innen der Dicke des Rahmens entsprechend wenige Millimeter diagonal einschneiden, damit später die Außen- und Innenkanten problemlos verkleidet werden können. Das so vorbereitete Papier mit der Rückseite nach oben auf die Arbeitsfläche legen.

❸ Die Vorderseite sowie die Außen- und Innenkanten des Rahmens reichlich mit Decoupagekleber einpinseln und mit der Vorderseite nach unten auf den Zuschnitt drücken. Wenden und das Papier mit reichlich Kleber zu den Kanten hin festpinseln, dabei Lufteinschlüsse vorsichtig ausstreichen. Die Überstände über die Innen- und Außenkanten legen und fest-

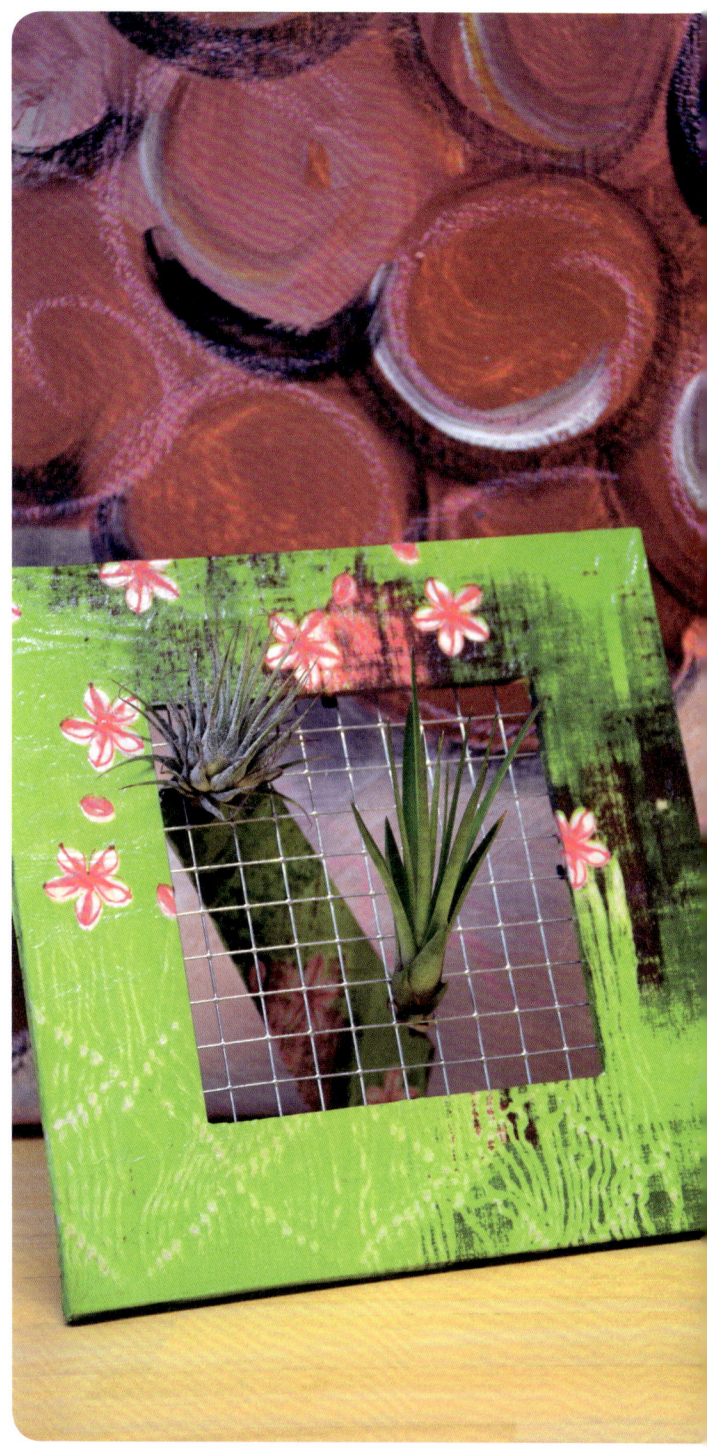

Genieße die kunstvolle Natur ...

pinseln. Zum Trocknen am besten zwei Schaschlikstäbchen zwischen Rahmen und Zeitung legen, dann klebt sicher nichts fest.

❹ In der Zwischenzeit den Ständer auf dieselbe Weise rundum verkleiden und das Drahtgitter passend zuschneiden. Wenn der Rahmen getrocknet ist, kann man die Rückseite nach Wunsch grün streichen. Dann das Gitter einsetzen und entweder festklemmen oder mit etwas Heißkleber fixieren. Den Aufsteller auf Höhe seiner ursprünglichen Position mit etwas Heißkleber am Gitter fixieren.

❺ Zum Schluss die Luftwurzler mittig mit etwas Heißkleber auf dem Gitter positionieren: Dazu etwas Kleber auf ein Gitterquadrat geben, dann die Pflanze mit dem Ansatz hineindrücken und festhalten, bis der Heißkleber hart ist.

Die andere Seite Grün

Zu viel, zu grün

Grün, besonders intensives, *giftiges* Grün, kann Ekel erregen, Neid und Übelkeit symbolisieren oder ein Zeichen für Ungenießbarkeit sein. Vielleicht erinnerst du dich auch an Bendix Grünlich aus Thomas Manns *Buddenbrooks*, aufdringlicher Werber und schließlich unheilvoller erster Ehemann von Tony Buddenbrook. Der Name ist Programm, aber ganz sicher nicht im Sinne eines glückbringenden Naturgeistes. Der grüngekleidete Herr tut in mehrfacher Hinsicht zu viel des Guten, trägt zu viel Grün, verspricht zu viele Hoffnungen, um noch wahrhaftig zu sein, und hinter seiner liebenswürdigen, grünlichen Hülle verbirgt sich ein von Neid, Ehrgeiz und Missgunst zerfressener Geist.

Bekannt ist auch die Redewendung *grün vor Neid sein.* Oder die Aussage *Der ist ja ganz grün im Gesicht* – nicht selten vom Genuss zu vieler leckerer Sachen oder weil der Magen nervös auf negative Gefühle reagiert. Und so manches leuchtend grüne Tier oder Pflänzchen warnt mit seiner Farbe: »Lass mich in Ruhe, ich bin giftig.« Eines der schönsten grünen Pigmente, Schweinfurter Grün, besteht übrigens größtenteils aus Arsen und ist ebenfalls hochgiftig.

Hinter dieser anderen Seite von Grün, die für Neid, Übelkeit, Giftigkeit steht, steckt im Grunde genommen ein *Zuviel des Guten.* So manche Heilpflanze aus der grünen Apotheke verdeutlicht diesen Zusammenhang, denn meist macht die Dosis das Gift. Salbeitee mit seinen vielen Bitterstoffen in Maßen

Grün, grün, grün ist alles was ich liebe …?

Grün – Farbe der Hoffnung, der Erfrischung. Grün kann aber auch ins Gegenteil umschlagen und ganz andere Emotionen auslösen.

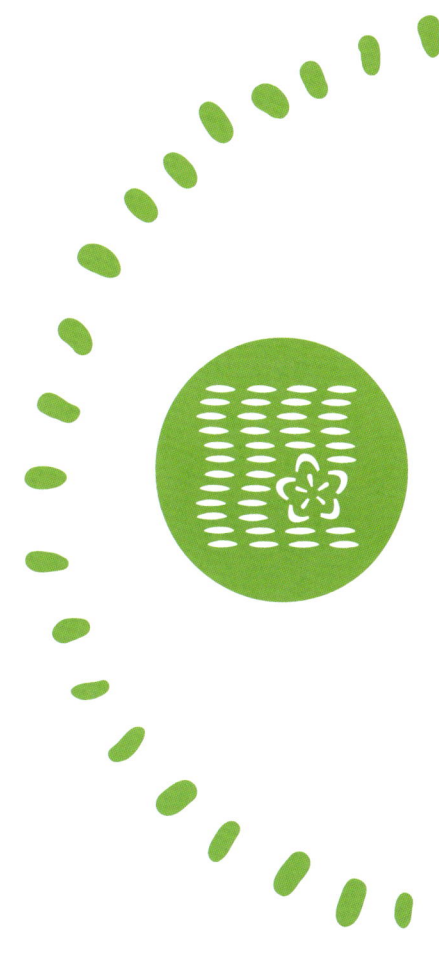

genossen, hilft uns nicht nur im Sommer durch seine Wirkung auf unsere Wärmeregulation gegen das Schwitzen. Zu lange und in zu großer Menge getrunken, schlägt die Wirkung ins Gegenteil um und wir überhitzen.

Wenn wir *grün vor Neid* sind, liegt das gar nicht so sehr an der Person, die wir beneiden, sondern in erster Linie an uns selbst. Wir können nicht genug kriegen, an Aufmerksamkeit, Geld, Besitz … aber nicht, weil wir zu wenig haben, sondern weil wir uns selbst nicht genug sind. Und gerade wenn wir so gelaunt sind, bekommen wir noch weniger Anerkennung, wirken eher abschreckend auf unsere Umwelt, werden *giftgrün*. Dann wird es Zeit, dass wir uns einmal ganz ehrlich fragen: Worum beneide ich andere, und warum eigentlich? Was fehlt mir wirklich? Ganz sicher nicht materielle Besitztümer. Eigentlich wollen wir sein wie die andere Person. Das geht aber nicht, und die Lösung liegt darin, sich selbst liebend so anzunehmen. Mache es wie die Pflanzen. Hast du je eine gesehen, die grün vor Neid ist? Nein, nur solche, die eben so sind, wie sie sind, also schön für sich.

Du musst nicht, besser, klüger, schöner oder größer sein als andere. Wusstest du, dass Grün alle anderen Farben intensiver zum Leuchten bringt? Deshalb lieben wir es alle so, weil es die Welt einfach schöner macht. Nimm dich also liebend an, lerne grüne Gelassenheit. Und bald wirst du es sein, der von anderen beneidet, oder besser, bewundert wird.

Ritual

Wenn im Sommer die Hitze drückt, aber auch, wenn du zu viel des Guten, zu viel Sonne, zu viele Pflanzendüfte und Farben durch die üppige Fülle, die dich umgibt, abbekommen hast oder wenn du von zu viel Stress und Hitzegefühlen unter Kopfschmerzen leidest, helfen Wassergüsse mit Pfefferminze.

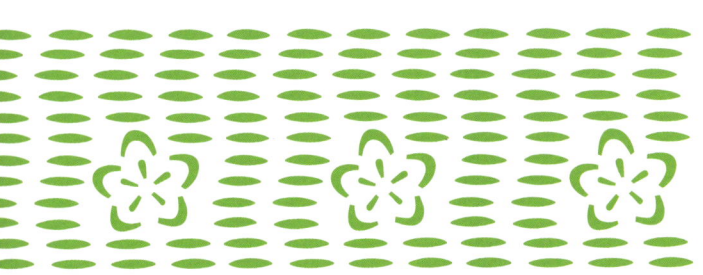
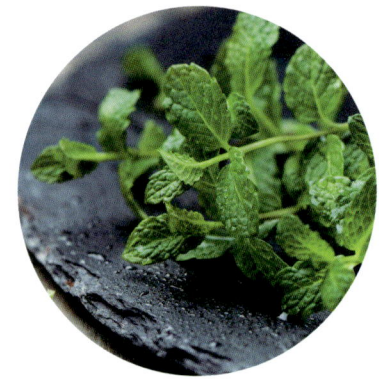

Die Heilkraft der Minze

Die tiefgrüne und aromatisch duftende Pfefferminze ist besonders im Sommer ein grüner Wohltäter von unschätzbarem Wert. Ihr wichtigster Inhaltsstoff ist das Menthol, das in hoher Dosierung in den Blättern enthalten ist. Auf diesem beruht auch ihre kühlende Wirkung. Es wirkt auf die Kälterezeptoren, kühlt uns ab und kann sogar schmerzlindernd wirken.

Das kannst du beispielsweise bei Kopfschmerzen nutzen: Trage etwas naturreines Pfefferminzöl auf schmerzende Punkte wie Schläfe oder Stirn auf. Die verkrampfte Muskulatur entspannt sich und die Kältesensoren werden stimuliert. Teste das Öl zunächst an einer kleinen Hautpartie auf Verträglichkeit.

Am besten gegen Hitze hilft übrigens nicht ein kaltes Getränk, sondern heißer Pfefferminztee. In Wüstengebieten trinkt man deshalb traditionell stark gesüßten Tee aus Nana-Minze.

Wenn du dir schnelle und nachhaltige Abkühlung verschaffen möchtest, in heißen Sommernächten oder einfach zwischendurch, wird dir das kleine Wasserguss-Ritual gefallen:

Grüne Wassergüsse
mit Minze

Du brauchst einen großen Krug mit mindestens zwei Litern Fassungsvermögen und eine kleine Wanne zum Auffangen. Wenn eine andere Person das Gießen übernimmt, kannst du mit geschlossenen Augen das kühlende Nass genießen.

Fülle den Krug mit kaltem Wasser und gib zehn Tropfen naturreines Pfefferminzöl auf zwei Liter Wasser.

Beginne mit den Beinen und gieße langsam und von unten nach oben Pfefferminzwasser auf die Fußgelenke.

Wechsle nun zu den Armen und genieße Güsse, die am Puls beginnen und langsam über die Innenseite der Unterarme Richtung Ellenbogen wandern.

An den Fuß- und Armgelenken verlaufen sehr viele Gefäße nah an der Oberfläche. So erreichst du die schnellste Abkühlung und bei Bedarf übrigens auch die schnellste Erwärmung.

Wie wir wieder einen kühlen Kopf bekommen

Inspiration

Schutzmantel für Körper und Geist: Grün spendet uns Schatten, Schutz vor dem Regen und Gelassenheit.

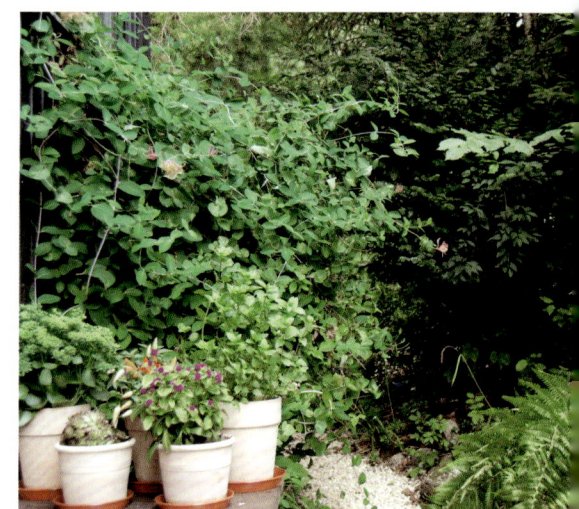

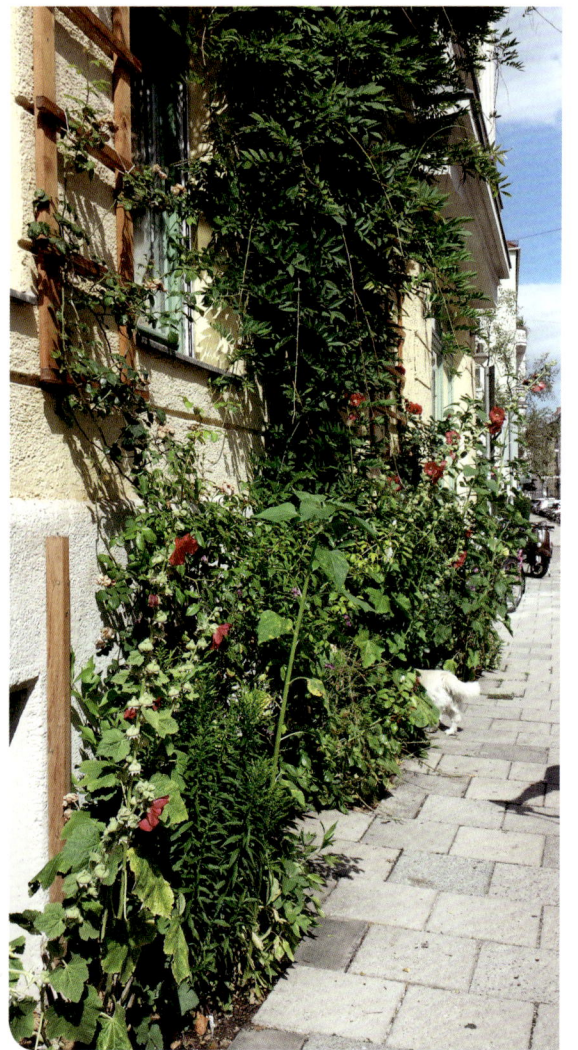

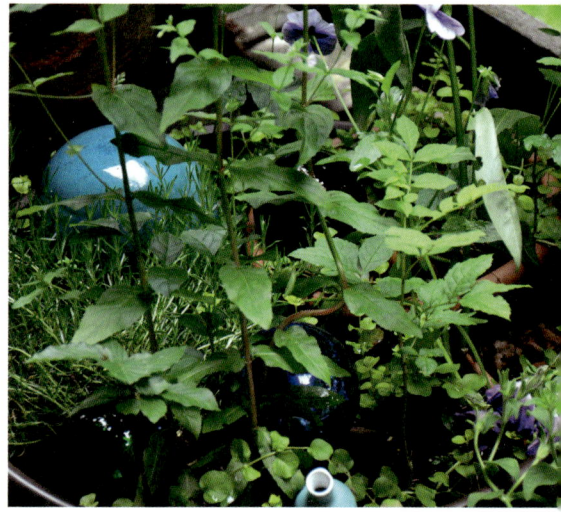

Wenn du einen grünen Zweig im Herzen trägst, wird sich ein Singvogel darauf niederlassen.

Chinesisches Sprichwort

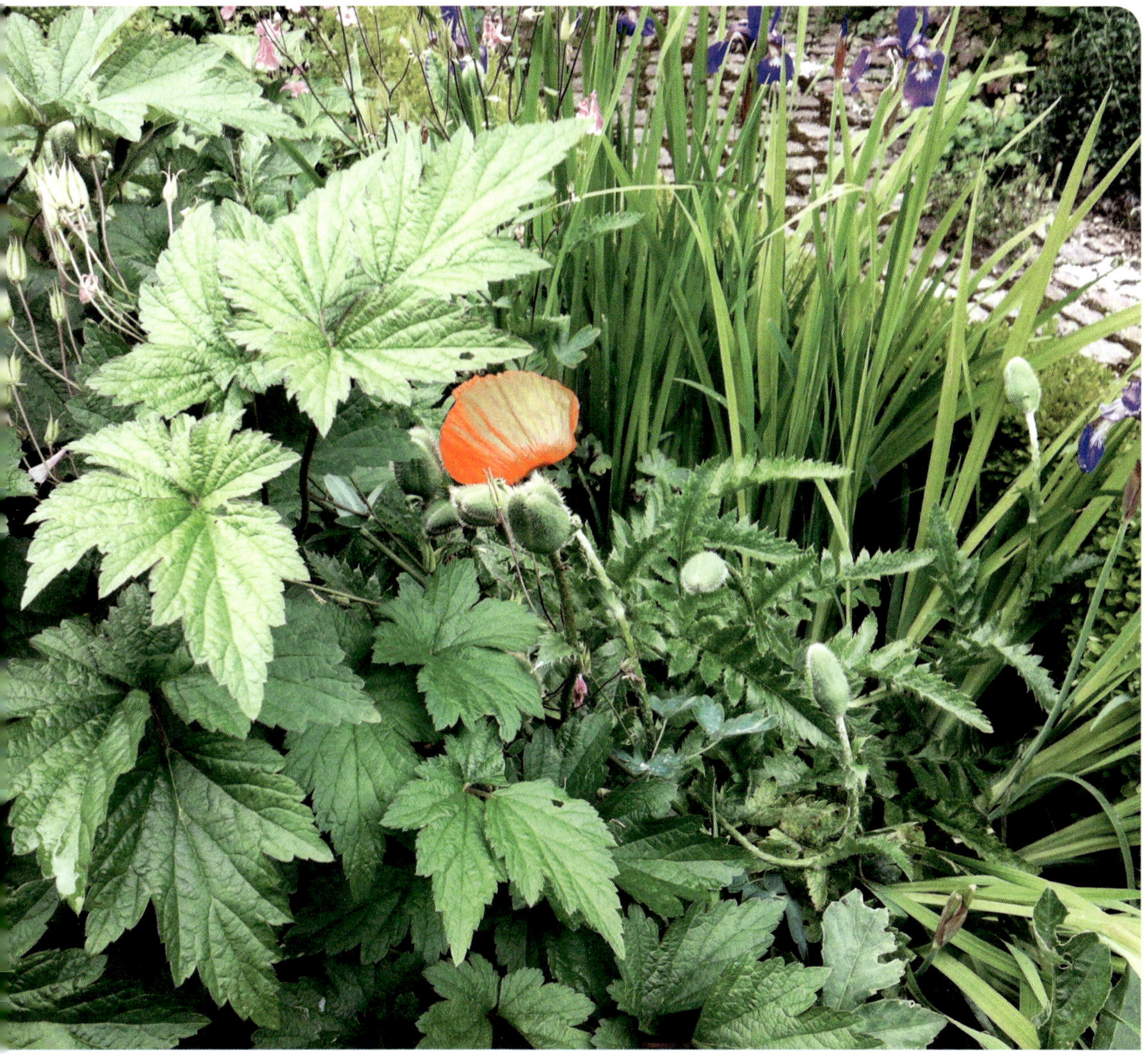

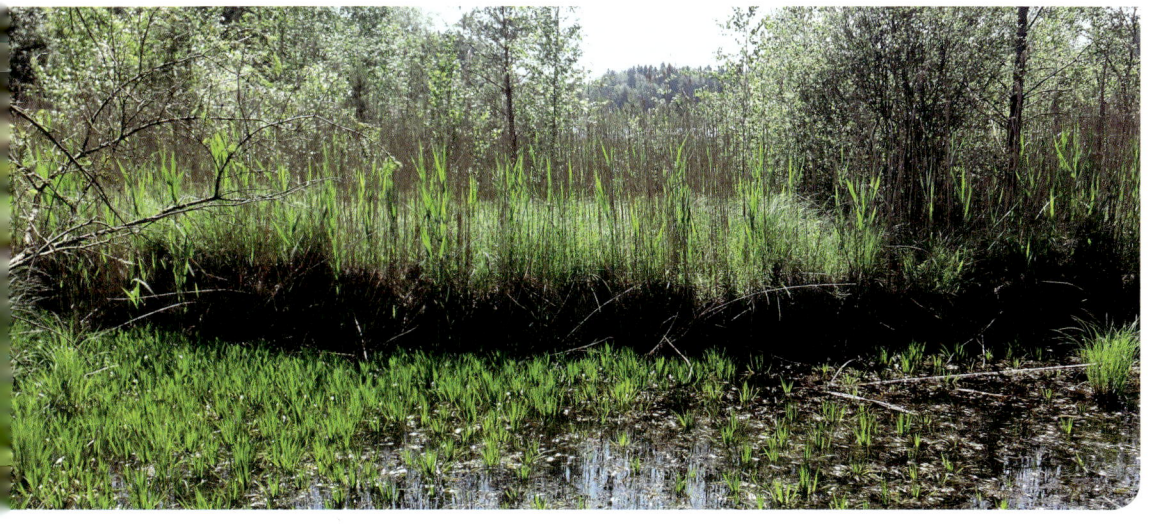

Lyrik

Entdecke Chlorophyll für die Seele

Romance sonámbulo, bekannt auch unter der Anfangszeile *Verde que te quiero verde*, ist ein surrealistisches Gedicht von Federico García Lorca. Es stellt seine Leser vor eine Herausforderung.

Einig ist man sich allerdings darin, dass das lyrische Ich mit seiner sehnsuchtsvollen Liebeserklärung an das Grüne die quälende Sehnsucht nach Freiheit, Erfüllung, Glück ausdrückt. Schmerzhafte Sehnsucht inmitten einer emotionalen Durststrecke kennen wir alle. Durst in der Sommerhitze, Sehnsucht nach saftigem Grün inmitten einer ausgetrockneten Umwelt, Sehnsucht nach Glück, wenn einem alles trostlos und karg erscheint.

Lege dir einen Glücksspeicher aus positiven Denkmustern an, als Vorbeugung, aber auch Kraftquelle für *Trockenperioden* – wie eine Agave. Damit du eben keine *rissige* Oberfläche bekommst, keine Stacheln und Dornen. Positive Affirmationen sind deine Kraftquellen, das Chlorophyll der Seele: Sie machen es überhaupt erst möglich, dass du positive Energie aus dem Leben ziehst. Ob das *Sonnenlicht des Lebens* dich verbrennt oder erquickt, hängt von deiner inneren Einstellung ab. Denn deine negativen wie positiven *Vorurteile* bestimmen deine Wirklichkeit. Wie dir etwas begegnet und du darauf reagierst, hängt von deiner inneren Einstellung ab.

Wenn du also unzufrieden mit etwas bist, formuliere deine Kritik in einem Satz, zum Beispiel: »Immer, wenn es mal gut läuft, passiert mir etwas Schlimmes.« Entwirf einen positiven Gegen-Satz, wie: »Egal, was mir auch passiert, ich nehme es als Herausforderung an, an der ich wachsen kann.« Negative Einstellungen haben sich meist über lange Zeit eingefahren, wiederhole die positiven Sätze daher besonders zu Beginn oft.

Romance sonámbulo

A Gloria Giner y a Fernando de los Ríos

Verde que te quiero verde.
Verde viento. Verdes ramas.
El barco sobre la mar
y el caballo en la montaña.
Con la sombra en la cintura
ella sueña en su baranda,
verde carne, pelo verde,
con ojos de fría plata.
Verde que te quiero verde.
Bajo la luna gitana,
las cosas le están mirando
y ella no puede mirarlas.

Verde que te quiero verde.
Grandes estrellas de escarcha,
vienen con el pez de sombra
que abre el camino del alba.
La higuera frota su viento
con la lija de sus ramas,
y el monte, gato garduño,
eriza sus pitas agrias.

…

Federico García Lorca (1898–1936)

Somnambule Romanze

Für Gloria Giner und Fernando de los Ríos

Grün wie ich dich liebe grün.
Grüner Wind. Grüne Zweige.
Das Schiff auf dem Meer
und das Pferd in den Bergen.
Mit Schatten auf ihrem Taillenbund
träumt sie auf ihrer Veranda,
grünes Fleisch, grünes Haar,
mit Augen aus kaltem Silber.
Grün wie ich dich liebe grün.
Unter dem Gitano-Mond
schauen sie die Dinge an
und sie kann sie nicht ansehen.

Grün wie ich dich liebe grün.
Große Sterne aus Raureif
kommen mit dem Fisch des Schattens,
der der Morgendämmerung den Weg bahnt.
Der Feigenbaum reibt seinen Wind
mit dem Schleifsand seiner Zweige,
und der Berg, der diebische Kater,
sträubt seine derben Agaven.

…

Grün wie ich dich liebe

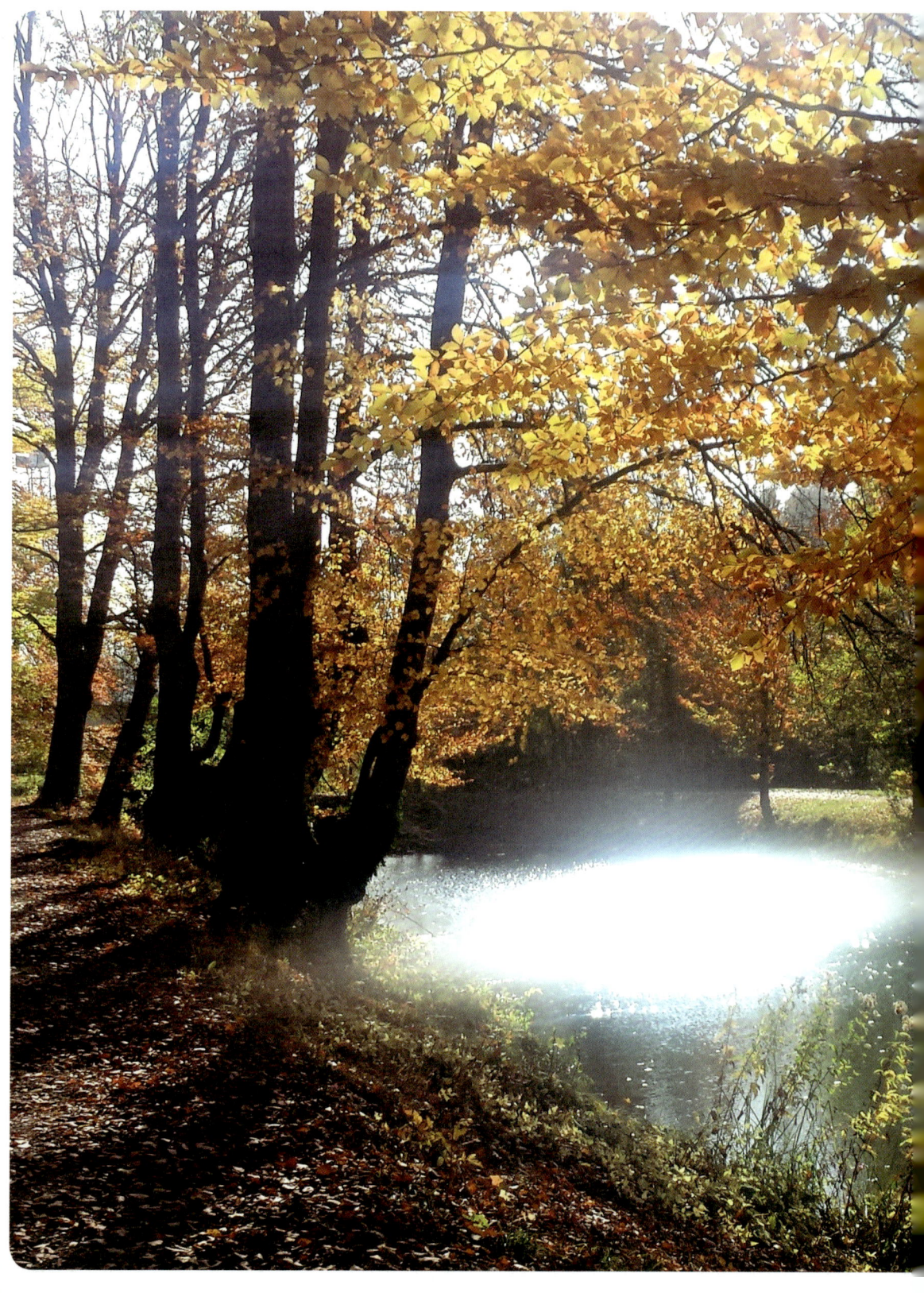

Wandlung &
reifes Grün

Kurz vor der Reife protzt die Natur noch einmal. Wirft Früchte ab, verfärbt sich, hübscht sich auf mit Raureif, wird zur späten Vollblutschönheit mit dem Hang zum Morbiden. Im Herbst haben wir oft das Bedürfnis, noch einmal mit Volldampf das Jahr zu beenden. Wir nehmen Projekte an, starten durch, als gäbe es kein Morgen. Wir sind vollgepumpt mit *Sommermolekülen*, die wir aber mit jedem Grad Kälte verlieren. Wie wir trotzdem die Spannung halten, lernen wir von der großen, wandelbaren Herbstgrünkraft.

Staunen

Manche Menschen, die vielen Stressoren, also Stress verursachenden Faktoren ausgesetzt sind, gehen scheinbar unbeschadet durchs Leben, versprühen Kraft und Zuversicht. Andere werden von eher kleinen Widrigkeiten umgeweht. Was ist es, das uns innerlich stärker sein lässt und wie kann man so werden? Welche Kraft können wir besonders im Herbst schöpfen, um unseren *Seelenspeck* zu kräftigen?

Staunen, sehnen, spüren, suchen

Franziskus von Assisi, der große Tier- und Naturschützer, Aussteiger, Eremit, Sonderling, Dichter und revolutionäre Gläubige des 13. Jahrhunderts, dankt in seinem *Sonnengesang* Gott, dass dieser die Natur so vielfältig, reich, komplex und schön geschaffen hat. Es ist eine Lobpreisung, die von ihrer spirituellen Bedeutung nichts verloren hat. Mag man Agnostiker oder Anhänger einer Religion sein, Franziskus' Botschaft ist so einfach wie betörend: Staune! Sei ehrfürchtig und schütze dieses unglaubliche Gut. Sei dankbar.

Tatsächlich ist gerade der Herbst eine Jahreszeit, dieser Dankbarkeit Ausdruck zu verleihen. Der alte bäuerliche Brauch des Erntedankfestes ist eine jener bunten, üppigen Huldigungen, die so sehr das Herz öffnen. Wenn die Gaben der Felder, Sträucher und Bäume auf präsentablen Gabentischen gezeigt werden, entlockt das auch dem unspirituellsten Menschen ein *ach, wie schön*. Schließlich hat uns das Jahr mit Speisen beschenkt, mit Köstlichkeiten, die uns glücklich machen. Mit Farben, die reicher und froher nicht sein könnten. Wäre es nicht eine wunderschöne Geste der Natur gegenüber, zu Hause einen Erntedanktisch zu schmücken, mit all den frugalen Köstlichkeiten, aus denen man dann für seine Lieben ein Festmahl zaubern möchte?

Staunen vor der Schönheit der Natur macht glücklich und stark. Das schreibt auch die Autorin Dr. Gerlinde Manz-Christ. Die Diplomatin, Coach, Kommunikationsexpertin verweist auf eigene Erfahrungen mit indigenen Völkern und untermauert ihre These durch Forschungsergebnisse des Biologen Clemens G. Arvay. In seinem Buch *Der Biophilia-Effekt* belegt er die Heilkraft der Natur. Ein Grundstock unsere Resilienz, also unserer psychischen Widerstandsfähigkeit, ist demnach die Kommunikation mit der Natur. Arvay verweist auch auf den Umweltpsychologen Marc Bergmann, der die These aufstellt, dass zehn zusätzliche Bäume in Wohnhausnähe die Lebensdauer der Bewohner verlängern könnten.

> **G**elobt seist du, mein Herr, durch unsere Schwester, Mutter Erde, die uns ernähret und lenkt und vielfältige Früchte hervorbringt und bunte Blumen und Kräuter.
>
> aus dem Sonnengesang des Franziskus von Assisi

Staunen und wachsen

Wenn wir Natur betrachten – und das kann ein Gabentisch zu Erntedank sein, aber auch ein kleiner zarter Baum an einer viel befahrenen Kreuzung, ein mächtiger Wald oder eine einzelne Rose in einer ausgedienten Smoothie-Flasche auf unserem Bürotisch – dann setzt dieser Anblick bei uns etwas in Gang. Er löst Hormonschübe aus.

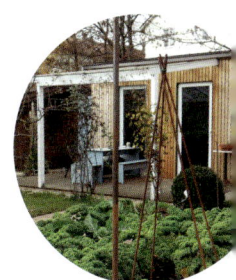

Wir kommunizieren dann, wie auch die Pflanzen untereinander kommunizieren. Sie tauschen Duft- und Botenstoffe aus. Sie reagieren auf Wasserzu- oder -abfuhr, Licht und Schatten, Pilzbefall oder andere Reize. Wie Peter Wohlleben in seinem berühmten Buch *Das geheime Leben der Bäume* so schön beschreibt, gehen Pilze und Bäume eine geradezu symbiotische Liaison ein. Pilze versiegeln Risse in den Rinden. Sie sind wie Heftpflaster. Und leben so ganz gut von ihrem Patienten, der sich im Lauf der Jahre eine immer wulstigere Rinde zulegt – seinen schützenden Mantel sozusagen. Auch wir können uns im Herbst einen Mantel, eine Art Nervenspeck zulegen.

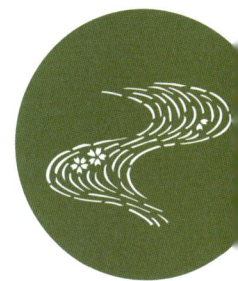

Wenn wir den Reichtum der Natur ernten und das Jahr ein wenig Revue passieren lassen, bauen wir Kraft auf für den Winter. Einkochen, Wecken, Fermentieren – Tätigkeiten, die den Erhalt von Frugalien garantieren, haben in den letzten Jahren wieder an Bedeutung zugenommen. Warum? Zum einen wollen wir wissen, was wir essen. Selbst eingelegte Speisen haben unser vollstes Vertrauen. Wir wollen aber auch sorgsam mit der Natur umgehen, denn sie ist unser Lebensspender. Einkochen, Wecken, Fermentieren – diese alten Haltbarkeitsmethoden machen glücklich. Wer je seine erste Marmelade eingekocht hat, wer saure Gürkchen aus dem eigenen Steingutkrug genascht hat, wird zugeben: Es ist schön! Es bereichert! Es macht glücklich!

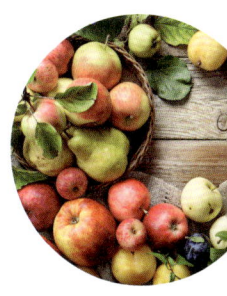

Sehnsucht Natur

Genauso geht es uns mit den Gaben der Tiere. Wer heute Fleisch isst, will wissen, wie das Tier gehalten wurde. Wild rückt deshalb immer mehr in den Fokus, denn diese Tiere sind ihr Leben lang *naturnah* aufgewachsen. Selbst ihr Ende erfolgt bei einem sorgfältigen Jäger oder einer Jägerin *ohne Stress*. 2016 verzeichnete der Bayerische Jagdverband einen Zulauf von über 2400 neuen Mitgliedern, ein Drittel davon Frauen.

»Gerade unter den Jungjägern und Jungjägerinnen gibt es eine Sehnsucht, *back to the roots* zu gehen. Zum einen, weil sie wissen wollen, wo Lebensmittel herkommen. Zum anderen betonen viele neue *Jagdscheininhaber* eine Sehnsucht nach Naturerfahrung, nach Eintauchen in einen Biokosmos, der Landschaft, Pflanzen und Tiere, Schutz, Pflege und Hege beinhaltet. Also ein Leben in, mit und für die Natur«, sagt der Präsident des Bayerischen Jagdverbands. Nun muss man nicht jagen, um stärker an das Ursprüngliche heranzukommen, aber diese traditionelle Outdoor-Tätigkeit hat nicht ohne Grund Konjunktur in einer digitalisierten Welt mit multiplen Stressoren.

Staunen und schützen

Die Verfärbung der Blätter bestaunen, den Vorratskeller füllen, jungen Wein trinken, die Nebelschönheiten über der Landschaft bestaunen – der Herbst ist ein sinnlicher Gabentisch. Je mehr wir ihn in uns aufnehmen, desto mehr wachsen wir innerlich. Der Herbst bietet alles, was uns seelisch fit macht: Temperaturwechsel, Farbenspiele, üppige Ernte und eine Ahnung der Ruhe, die bald die Natur überkommt. In allen Kulturen der Welt ist Erntedank in vielen Formen verankert. Nicht nur aus Ehrfurcht vor der *Schöpfung*, wie auch immer sie definiert, erklärt oder erdacht ist, sondern auch, weil uns der Herbst innerlich ganz weit macht. »Lass das nicht so nah an dich ran« ist ein häufiger Satz, den wir hören, wenn wir gerade mal *am Rad drehen*. Ja und nein. Resilienz, also die *Stress-Abwehrkraft*, stärken heißt nicht, abzuhärten, sondern die Psyche elastisch und gleichzeitig stabil zu machen. Die Natur im Herbst bietet dafür große Chancen.

Herbst-Resilienz-Übungen

- Dekoriere einen eignen Gabentisch und lade dir dann liebe Menschen zum Erntedankfest ein.
- Gehe zu sehr unterschiedlichen Zeiten in einen Wald, z. B. früh morgens, wenn es noch dunkel ist, und *höre* die Natur.
- Stricken, Filzen, Weben – auch die Beschäftigung mit Naturmaterialien ist eine Grün-Erfahrung, die Ausgeglichenheit spendet.
- Einen Herbstkranz flechten hat auch eine tiefere Bedeutung: den Kreislauf des Lebens nachzustellen. Hagebutten, Buchs und Tannenzweige, Nüsse, Äpfel, Getreide und Gräser bringen die Natur ins Haus.

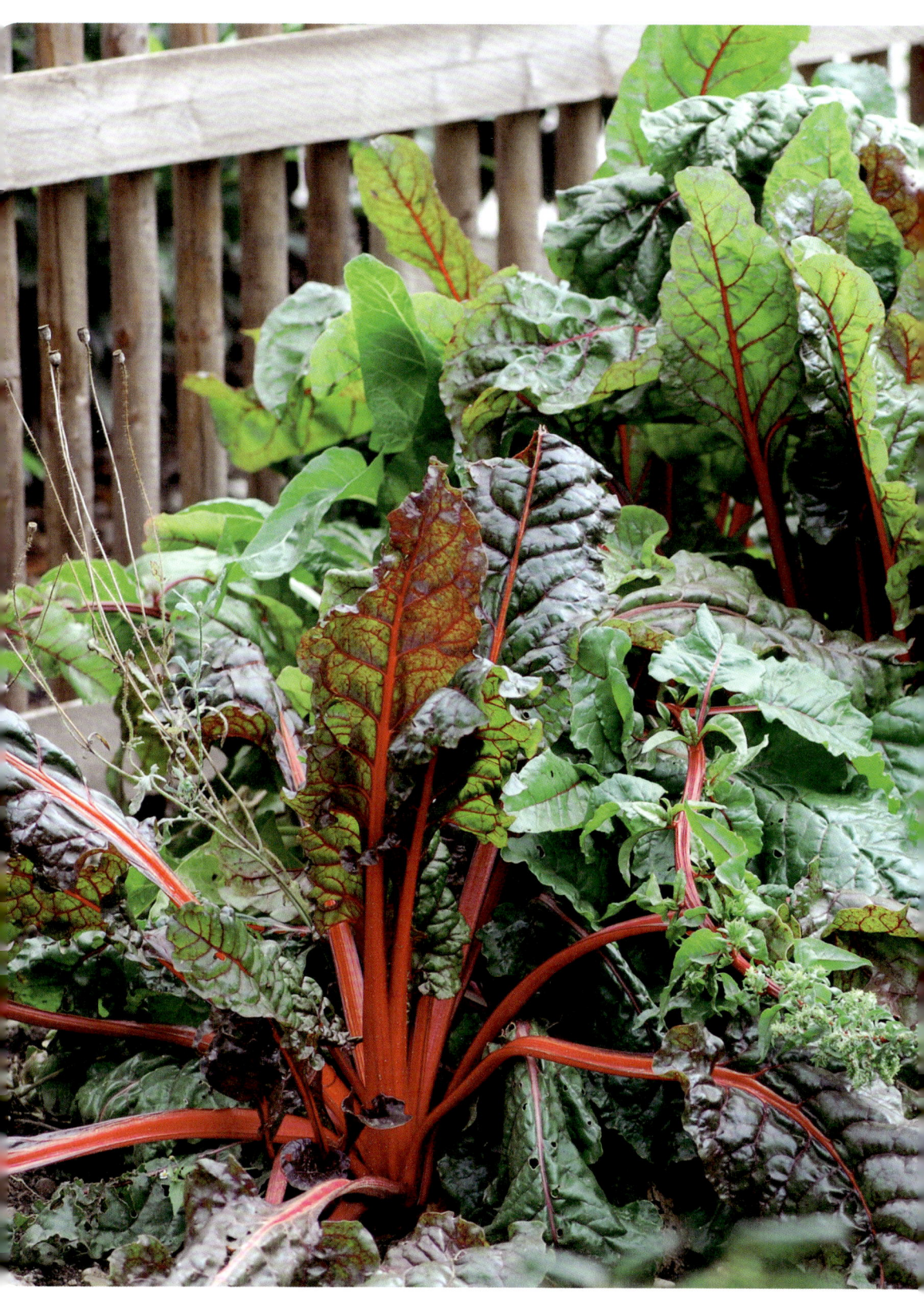

Feierabend-
Traumreise

Herbstgrün ist moosgrün, gelbgrün, rotgrün. Zum *Feierabend*, nach der Anstrengung des Keimens, Blühens und Wachsens, feiert die Natur im bunten Festtagskleid ihre Früchte. Sammle für deine innere Zufriedenheit mit dieser Traumreise deine *Ernte*, nach der Arbeit, nach anstrengenden Zeiten oder an einem Herbstnachmittag.

Ernte in deinem inneren Garten

Am besten machst du vorab einen Herbstspaziergang. Bewegung ist besonders nach einem Arbeitstag wichtig, um langes Sitzen auszugleichen, aber auch, weil dadurch Stresshormone abgebaut werden. So ist dein Geist gut vorbereitet auf das ruhige Üben. Wenn es draußen noch warm ist, kannst du dich auch an der frischen Luft hinlegen oder -setzen. Drinnen sorgt ein Duftlämpchen mit Aromen wie dem harmonisierenden, beruhigenden, zugleich aber anregenden Eichenmoos (3 Tropfen genügen) oder einem anderen reifen, herbstgrünen Lieblingsduft ersatzweise für *Herbstluft*.

• Schließe die Augen. Atme tief und entspannt langsam tief durch die Nase ein und aus, bis deine Atmung einen ruhigen und gleichmäßigen Rhythmus gefunden hat. Lasse dabei die Ereignisse des Tages oder des Jahres ruhig zu, egal, ob sie schön oder ärgerlich waren. Werte nicht. Konzentriere dich ganz auf deine Atmung, bis deine Gedanken leiser werden.

• Du bist jetzt in einem dichten Herbstwald, feuchte, dunkelgrüne Blätter und Nebel umgeben dich. Es ist dunkel, aber die Ruhe, das gedämpfte Licht sind schön und erholsam. Genieße diese Pause einige Minuten.

• Sieh dich um. In der Ferne fällt Licht durch die Äste und zaubert Gold- und Rottöne auf das Laub. Gehe auf das Licht zu. Du stehst jetzt vor einem Pfad, der sich sanft bergauf schlängelt. Mach dich auf den Weg. Mit jedem Schritt aufwärts fällt mehr Licht durch die Baumkronen, der Nebel ist verschwunden. Die Luft wird immer aromatischer. Plötzlich findest du dich auf einer Lichtung wieder. In der Mitte steht ein alter Baum mit vielen bunten Blättern und unzähligen Früchten. Er hat viel erlebt, ein Ast

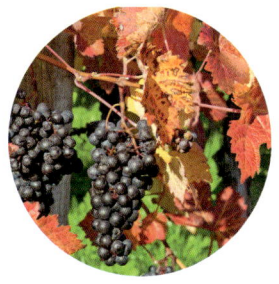
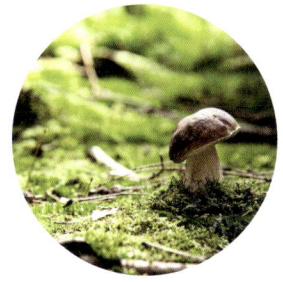
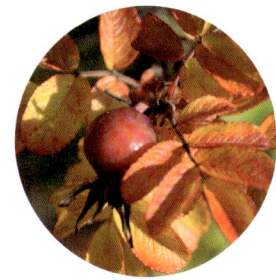

ist sogar geknickt, die Rinde hat einige Narben, aber er ist wunderschön. An einem abgestorbenen Ast ranken sich Weinranken voller Trauben nach oben.

• Die Früchte sind kleine Lichtbälle. Schau dir eine goldgelbe genau an: Woran erinnert sie dich? An einen schönen Sommertag mit deinen Lieben? Ein Lob, das du bekommen hast? Finde deine liebste gelbe Erinnerung, pflücke sie und bewahre sie in der Tasche vor deinem Bauch.

•Jetzt leuchtet dir eine kleine dunkelblaue Frucht entgegen. Sie duftet süß, wie ein harmonischer Moment, vielleicht wie der, als du einen Streit geschlichtet hast? Pflücke deine liebste blaue Erinnerung …

• Nimm dir Zeit: Finde leuchtend grüne Früchte, die nach Frühling schmecken, denke an etwas, was du gefunden hast, wie ein bereicherndes Buch, eine neue Bekanntschaft. Die roten Früchte duften ein bisschen scharf, wie die Leidenschaft, als du dich mit Mut für etwas eingesetzt hast. Die orangen schmecken süß, exotisch, wie ein Tag im Zoo, die Energie, die du gespürt hast, als du das erste Mal eine lange sportliche Herausforderung geschafft hast. Auf den Wurzeln entdeckst du erdig-duftende, braune Lichtpilze. Erinnerst du dich, wie gut es getan hat, dieses Jahr endlich mal den Keller aufzuräumen? Entdecke und sammle sie, bis deine Tasche mit Erinnerungen gut gefüllt ist. Du bist erfüllt von Duft, Farbe, Zufriedenheit.

• Strecke dich. Öffne die Augen und komme erfüllt und zufrieden zurück ins Hier und Jetzt.

Kraftseite

Sind wir geborene Naturliebhaber?

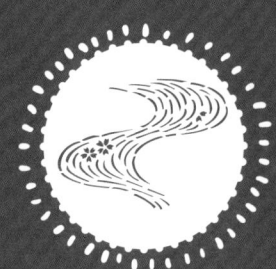

Spazierengehen?

Mit der Liebe zur Natur ist es wie mit der Liebe zu Büchern. Man muss sie fördern. Kinder, die auf dem Land groß werden, haben schnelleren Zugang zu natürlichen Spielplätzen. Stadtkindern muss man Möglichkeiten bieten, sich selbst in der Natur zu erfahren. Seit es Wald- und Naturkindergärten gibt, finden diese Einrichtungen immer mehr Anhänger. Eltern versprechen sich etwas vom ganztägigen Draußensein und den Erfahrungen, die ihre Kinder in geschlossenen Räumen nie machen würden. Tatsächlich sind Kinder, die viel draußen sind, seltener krank, ihr Sozialverhalten ist ausgeprägter und sie entwickeln eine *natürliche* Neugier. Nun können nicht alle Kinder eine naturnahe Einrichtung besuchen, aber in vielen Kindertagesstätten werden naturnahe Konzepte angewendet. Von eigenen Gärten bis Naturmaterial-Wochen, von Exkursionen bis Tierpflege. Natur macht Kinder stark, und wenn es nur der tägliche Besuch auf einem wilden Spielplatz ist – auch das ist *grüne Energie*.

Spazierengehen, Wandern – für viele Kinder hat das keinen Reiz. Zum einen, weil es wohl zu selten gemacht wird. Auch hier ähnelt die Natursozialisation der des Lesens. Man muss es wieder und wieder üben, um den *Glücksauslöser* zu stimulieren. In vielen Wäldern sind mittlerweile Naturlehrpfade eingerichtet. Neben spielerischen Elementen werden den Botanik, Naturschutz und Tierkunde vermittelt. Solche Wege können Kindern das Wandern unterhaltsam schmackhaft machen. Auch Naturschutzparks mit botanischen Besonderheiten sind ein Anreiz.

Natursozialisation

Das größte Erlebnis aber ist Naturerfahrung in der Gruppe. Ob Reiterferien, Kanuausflüge, Waldlager – die Natur lässt sich am besten *erlernen* mit erfahrenen Begleitern und anderen Kindern, zum Beispiel in der Pfadfinderbewegung. Die von dem britischen General Robert Baden-Powell 1907 entwickelte Pfadfindermethodik hat bis heute, mit kleinen Korrekturen, Bestand. Man lernt etwa *learning by doing*, Verantwortung für sich, gegenüber Dritten, Selbstständigkeit, Gruppenverständnis, attraktive Beschäftigung vor allem in und mit Umwelt und Natur. Weltweit gehören heute 41 Millionen Kinder der Pfadfinderbewegung an, denn die gemeinschaftliche Naturerfahrung in Exkursionen und die Achtsamkeit gegenüber Mensch und Natur werden spielerisch vermittelt.

Getragen von der Natur

Fast alle Kinder lieben Spiele in der Nähe von Wasser. Beim Schwimmen können auch all jene mithalten, die bei sonstigen Sportarten nicht vorne dran sind. Schwimmen heißt auch Planschen, also unernst sein – und ist somit eine optimale Grünerfahrung, die gesteigert werden kann. Wasservergnügen im Schwimmbad ist eine Alternative, wenn kein Freiwassererlebnis zur Verfügung steht. Wer aber je in einem See gebadet hat oder sich einen Fluss hat entlang treiben lassen, der wird wissen, dass Freiwasserschwimmen eine ganz besondere Erfahrung ist. Fast jeder hat Bäche, Seen, Flüsse, Tümpel in der Nähe. Hier kann nicht nur der sportliche Aspekt befriedigt, sondern auch Natur erlebt werden. Amphibien, Vögel, Muscheln, an vielen Badeseen wird die Naturinfo gleich mitgeliefert durch Schautafeln. Die Naturerfahrung wird kombiniert mit Information. Kaulquappen zu fischen und zu beobachten, wie daraus kleine Frösche werden, ist gelebte Naturerziehung, die nachhaltig wirkt. Kinderangelkurse, die in den letzten Jahren immer mehr angeboten werden, haben einen ähnlichen Effekt. Erlebnis, Erfahrung, Ergebnis prägen sich ein und bleiben als *Glückserfahrung* haften.

Eltern müssen dazu nur eines tun: ihre Kinder loslassen. Ein Tag im Wald, am See, in der Gruppe am Lagerfeuer muss ein Abenteuer sein, um zu wirken. Das Phänomen der *Helicopter*-Eltern verhindert oft den freien Naturzugang. Das Geheimnis einer gelungenen Natur-Erziehung ist, Kindern Natur zuzumuten und sie ihre Erfahrung machen zu lassen.

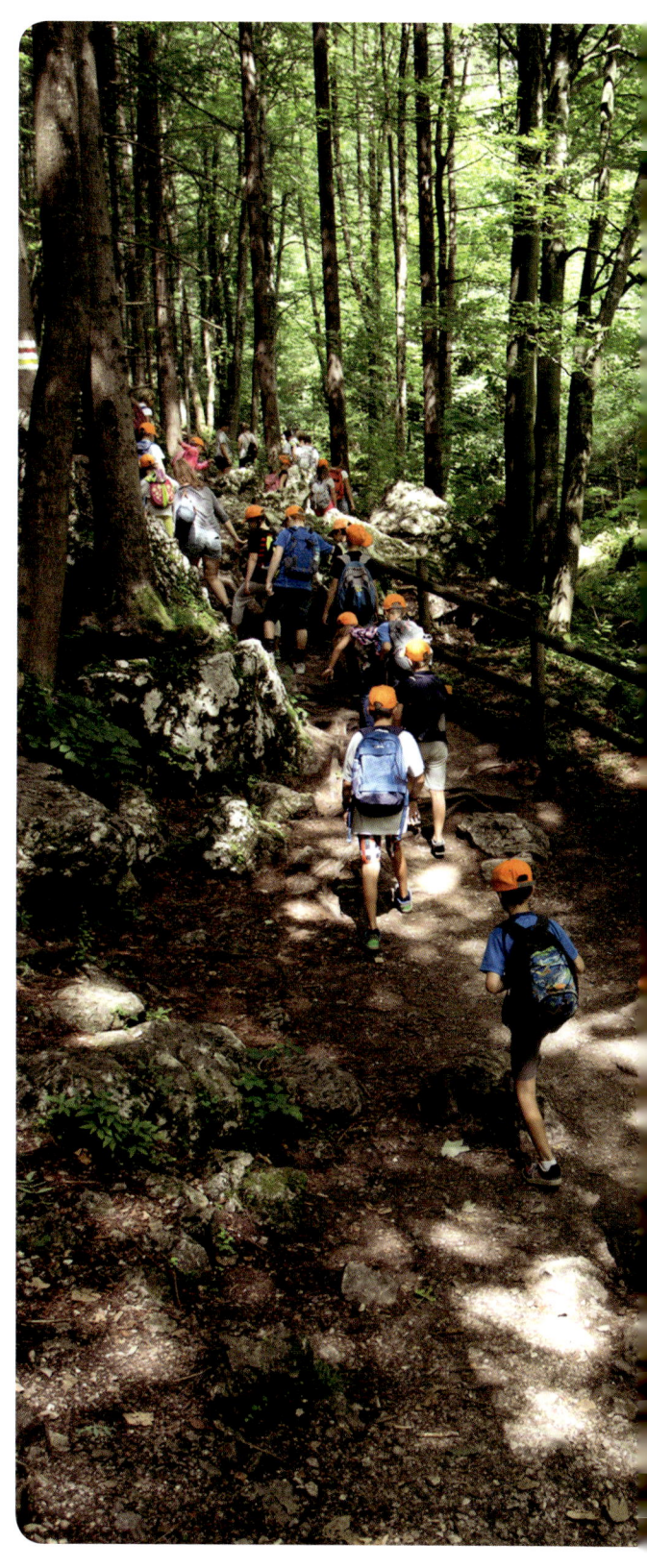

Natur

Wunder Ecotherapie

»Einfach mal raus in die Natur gehen« – was so natürlich klingt, ist längst zum Gegenstand von Forschung und Wissenschaft geworden. Sei den 1980er Jahren werden weltweit Untersuchungen durchgeführt, wie unsere Psyche auf ungezähmte Natur und die Farbe Grün reagiert.

Wie wir unsere grüne Mitte finden

Wir können Stress nicht ganz aus unserem Leben heraushalten. Zeitdruck, Verstädterung, Entfremdung in der Arbeit, Rastlosigkeit, aber eben auch die Erwartungen unseres sozialen Umfelds, der Druck immer erreichbar, immer kooperativ, immer aktiv sein zu müssen, all diese Faktoren nehmen uns täglich Kraftreserven. Nicht immer ist das Räderwerk zu bremsen, das uns permanent an- und umtreibt. Wer Kinder hat und berufstätig ist, weiß nur zu gut, dass man diesem strammen Zeitplan und dem dauerhaften Konzentrationsdruck über viele Jahre, so lange wie die Kinder auch viel Zuwendung und Aufsicht brauchen, nicht entkommt. Wer Eltern betreut oder pflegt, ist einem ganz besonderen Stressfaktor ausgeliefert: die Eltern-Kind-Hierarchie hat sich umgedreht. Und das Ende der Pflege ist das Ende eines Menschenlebens. Für die eigenen existenziellen Fragen bleibt in diesen Zeiten kaum Raum.

Um so wichtiger ist es, mit kleinen, alltagskompatiblen Auszeiten die eigenen Kraftreserven wieder zu füllen. Eine davon kann die *Ecotherapie* sein, eine Farbtherapie, die mit den Farben der Natur arbeitet. Die Wahrnehmung der Farben wirkt sich direkt auf das Emotionen steuernde Zentrum unseres Gehirns, den Hypothalamus, aus. Von dort wird das ganze endokrine System, das Netzwerk der Drüsen, einschließlich Hypophyse und Schilddrüse, gesteuert. Impulse werden auf Nebenniere, Bauchspeicheldrüse, Eierstöcke und Hoden übertragen. Das endokrine System beeinflusst unsere Stimmungen. Wenn wir also Farbe mit dem Auge wahrnehmen, geht der Reiz durch den ganzen Körper. Das Lustempfinden, Gewicht, Freude, Ärger, Harmonie – alles kann davon beeinflusst werden, im schlechten wie im besten Sinn. Die Ecotherapie nutzt die Naturfarben zur Stabilisierung unsere Psyche. Die oben genannte Kettenreaktion im Körper bewirkt, dass sich beim Anblick von Grün in der Natur unsere Laune verbessert, wir mehr und intensiver atmen, uns natürlicher bewegen und gleichmäßiger gehen. Wir *fahren runter*, schon allein durch den Anblick von Grün in der Natur. Wir können uns sogar mit künstlichem Grün *beschummeln*.

Künstliches Grün und Naturersatz

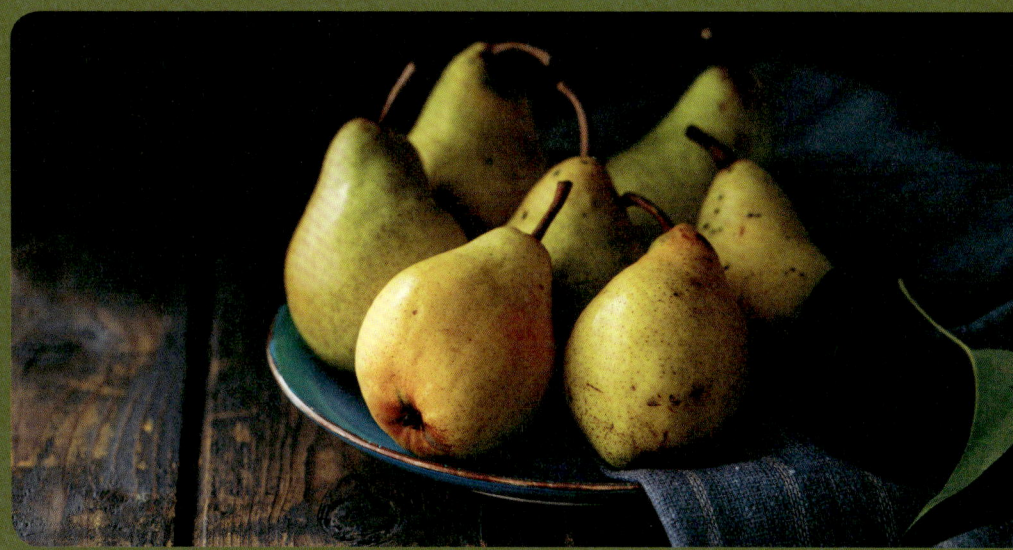

Die Kraft der Bilder

Nicht immer haben wir die Chance, in die Natur zu *flüchten*, wenn uns wieder alles über den Kopf wächst. Es ist aber wissenschaftlich belegt, dass bereits der Anblick von Grün beruhigend, stabilisierend und entkrampfend wirkt. Ecotherapie wirkt durch optische Reize, die von Bildern ausgehen. Wie sehr Bilder die Sinne beflügeln, sehen wir in bemalten Kirchendecken, in Paradiesbildern, die schon immer die Fantasie der Künstler beschäftigt haben, und in den großen Landschaftsgemälden, die man sich früher in Landhäuser oder ganz einfach in die *gute Stube* gehängt hat. Die gemalte Natur hat auch da schon ihre Wirkung entfaltet.

Grün für drinnen

• Eine Fototapete mit Urwaldmotiv oder einem alten mächtgen Baum lässt unseren Puls nach unten gehen.
• Ein Minibalkon voller grüner Kräutertöpfe ist Balsam für die gestresste Seele.
• Eine Wand im Wohnzimmer, die in einem milden Grün gestrichen ist, kann besänftigend wirken.
• Eine Sammlung grüner Ranken, die man beim Nachhauseweg gesammelt hat, bilden einen grünen Blickfang, wenn man sie in der Wohnung verteilt.

Ernte

Rezepte

Der herbstliche Aufstrich aus Kürbiskernen und Knoblauch wirkt keim- und entzündungshemmend, eine köstliche Erkältungsvorbeugung. Durch kontrollierte *Überreife* im Glas werden nicht nur beim Rosenkohl Nährstoffe aufgeschlüsselt.

Kürbiskern-Aufstrich

Für 4 Portionen
    50 g Kürbiskerne • ½ kleine weiße Zwiebel • 1 Knoblauchzehe • 1 EL Rapsöl • 1 EL Kürbiskernöl • 100 g Frischkäse • 1 Prise frisch geriebene Muskatnuss • Salz und Pfeffer nach Geschmack

❶ Die Kürbiskerne in einer Pfanne ohne Fett rösten, dann zum Abkühlen beiseite stellen. Die Zwiebel und den Knoblauch schälen, fein hacken und im Rapsöl glasig anbraten.
Zum Abkühlen beiseite stellen.

❷ Die Kürbiskerne, Zwiebeln, Knoblauch, das Kürbiskernöl und den Frischkäse mit dem Pürierstab oder in einer Küchenmaschine zu einem cremigen Dipp mixen. Mit frisch geriebener Muskatnuss sowie Salz und Pfeffer abschmecken.
Der Aufstrich kann im Kühlschrank bis zu 3 Tage aufbewahrt werden. Er schmeckt, nicht nur zur Brotzeit, sehr gut auf würzigem Brot.

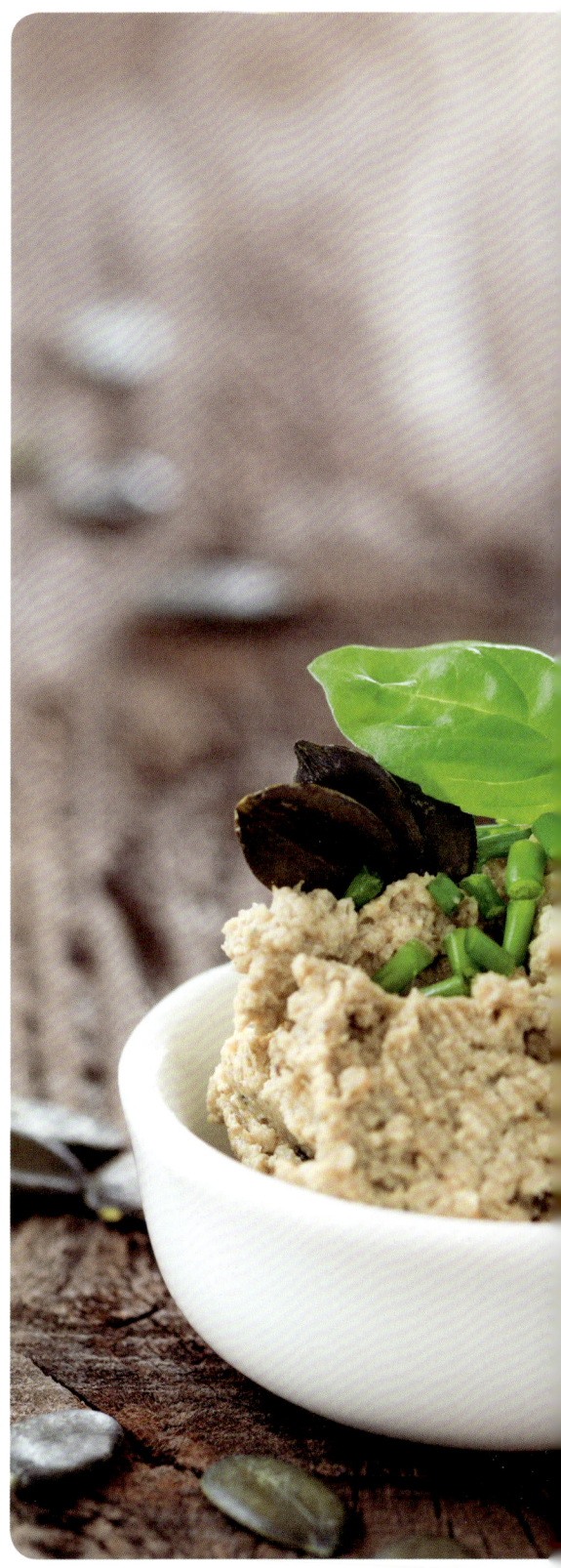

Milchsaurer Rosenkohl

Für ein Glas mit etwa 500 ml
- 250 g Rosenkohl • ½ weiße Zwiebel •
- ½ Chilischote • 3 Knoblauchzehen •
- 1 TL Senfkörner • ca. 500 ml Wasser •
- 10–15 g unraffiniertes Meersalz •
- 1 Glas mit Deckel und mindestens
- 500 ml Fassungsvermögen

❶ Den Rosenkohl putzen und den Strunk kreuzweise einschneiden, aber nicht ganz durchschneiden. Die Zwiebel schälen und fein würfeln. Die Chilischote von Stiel und Kernen befreien. Die Knoblauchzehen schälen und halbieren. Das Gemüse mit den Senfkörnern in einer Schüssel gut durchmischen, anschließend in das Weckglas füllen, sodass möglichst wenig Zwischenräume entstehen.

❷ Für die Lake das Wasser mit dem Salz mischen. Das Glas mit dem Rosenkohl mit Lake befüllen, sodass alles gut bedeckt ist. Damit die Einlage nicht nach oben schwimmt, einen flachem abgekochten Stein oder ein anderes Gewicht darauflegen. Es sollte bis zum Glasrand noch etwa 3 cm Luft frei sein.

❸ Den Deckel des Glases locker auflegen, damit die Gärgase entweichen können. Auf einen Teller oder eine andere Auffangmöglichkeit für eventuell überschäumende Flüssigkeit stellen und den Rosenkohl bei Raumtemperatur 2 bis 3 Tage gären lassen. Danach noch 1 Woche im Kühlschrank oder Keller ziehen lassen. Der Stein bleibt im Glas. Ab nun darf das Glas fest verschlossen werden.
Dann ist der Rosenkohl verzehrbereit wie Pickles. Gekühlt hält er etwa 3 Monate.

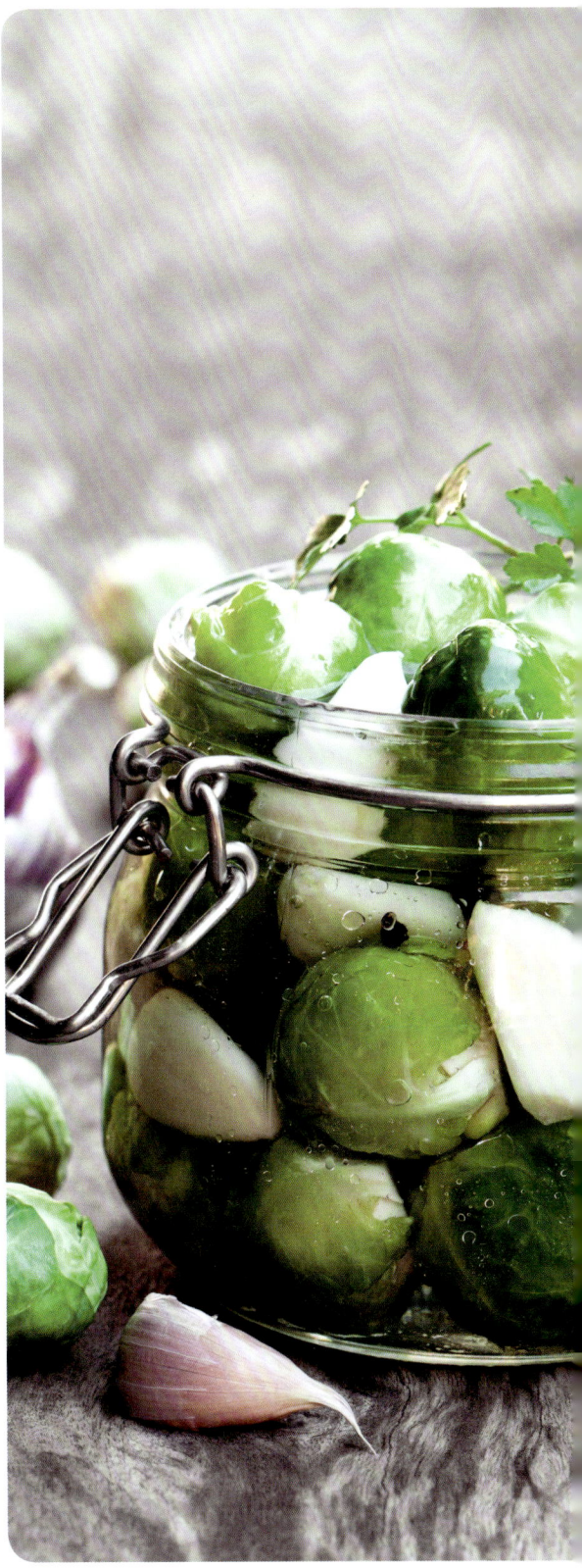

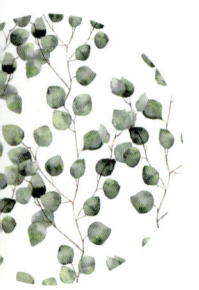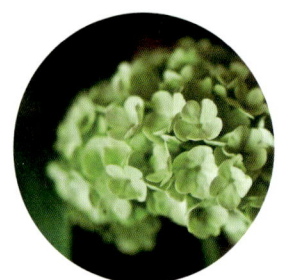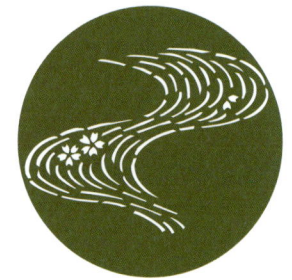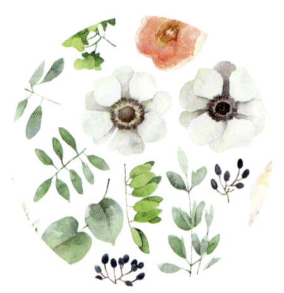

Dein Garten

Papierblüten

Pflanzenmaler waren einst die Archivare der Wissenschaft. Sie fuhren auf den Expeditionsschiffen mit. Manchmal, wie im Fall von Alexander von Humboldt oder von Adalbert von Chamisso, waren Maler und Forscher ein und dieselbe Person. Maria Sibylla Merian war eine der wenigen Frauen, die in Sachen Pflanzenmalerei weltberühmt wurde. Sie vertrat eine Kunst, die wieder modern wird.

Grüne Künstlerinnen

Als Renate Hücking, Pflanzexpertin und Autorin, 2012 einen Band über Blumenmalerinnen edierte, setzte sie sich für eine Kunst ein, die sehr im Verborgenen blüht. Frauen und die Kunst des Blumenmalens standen und stehen immer im Schatten berühmter männlicher Vorbilder.

Professionelle Pflanzemalerei ist eine Geduldsarbeit und setzt botanische Kenntnis, Beobachtungsgabe und kreatives Auge voraus, egal, ob die Ergebnisse naturgetreu sind, abstrakt, auf fotografischem Wege erstellt, aquarelliert, gezeichnet oder schabloniert. Wie im Falle der Schweizerin Regula Duttweiler werden sogar Plastikblumen als Objekte herangezogen.

Maria Sibylla Merian ist im 17. Jahrhundert bis nach Surinam gereist und hat unter Malariaschüben ihre faszinierend genauen Naturstudien gemacht. Genauso authentisch hat im 20. Jahrhundert die Malerin Margret Mee ihre Objekte bei zahllosen Reisen an den Amazonas gemalt. Giovanna Garzoni hat als eine der wenigen Frauen des Barock mit frugalen Stillleben ihr Geld verdient. Die Schottin Fiona Strickland malt nur welkes Grün, doch derart plastisch, dass die Vergänglichkeit eine ganz besondere Note bekommt. Sie alle öffnen die Augen des Betrachters, setzen Gefühle frei, wie ein Blick ins *richtige Grün*. *Drawing Green* ist eine Kunst, aber es kann auch ein Weg sein, sich dem befreienden Grün zu nähern. Dafür genügt ein Auge für Grün und die Liebe zum Detail: ob beim Gestalten mit Grün oder der ganz klassischen Pflanzenmalerei.

Natur ermalen

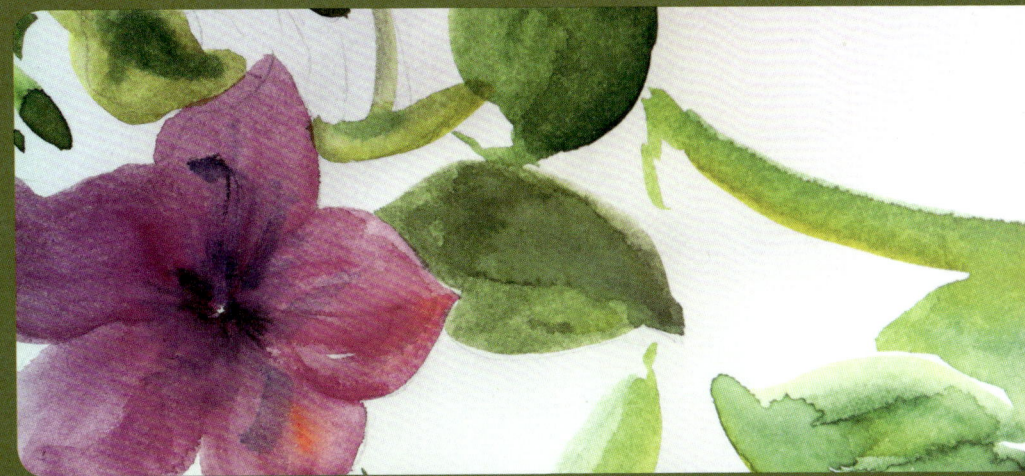

Werde dein eigener Pflanzenmaler

Auch heute noch werden viele wissenschaftliche Beobachtungen in Zeichnungen festgehalten. Wer sich als Illustrator auf Sach-, Fach- oder Forschungsillustration spezialisiert, hat ein gutes Auskommen. Viele von ihnen haben auch eine Doppelbegabung, eben ein naturwissenschaftliches Studium und eine Zeichenausbildung. Doch auch ohne akademischen Grad in Illustration ist Zeichnen nach der Natur eine Kraftquelle, die wir nutzen können. Es ist ganz egal, ob du nur mit dem Bleistift oder mit Aquarellfarben, mit Filzstiften oder gar in Öl malen willst oder kannst.

- Sammle Blätter oder Blumen, Hölzer oder Steine und studiere ihren Aufbau, ihre Farben, ihre Struktur.
- Versuche deinen Naturgegenstand als Form in seinen Umrissen zu erfassen.
- Zeichne die Oberfläche deiner Gegenstände. Nimm sie dazu in die Hand, schließe die Augen und versuche zu malen, was du fühlst.
- Erfasse den Gegenstand von verschiedenen Seiten.
- Zeichne deinen Gegenstand aus dem Gedächtnis. Du wirst sehen, dass du genau das zu Papier bringst, was dir wirklich wichtig ist.

Philosophie

Die Biophilia-Hypothese

Die Natur ist längst nicht mehr nur alles, was uns *grün oder wild* umgibt, oder etwas, *das dort ist, wo keine Stadt ist*, sondern ein Komplex, den wir schützen, erhalten und pflegen sollten und den wir ethisch, philosophisch und soziologisch verankern müssen.

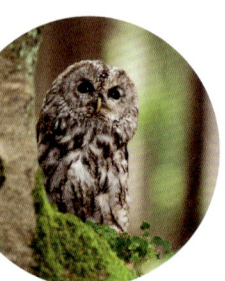
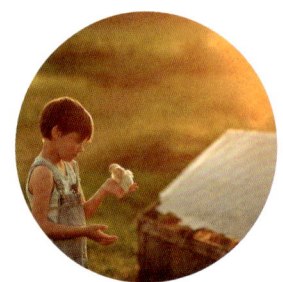
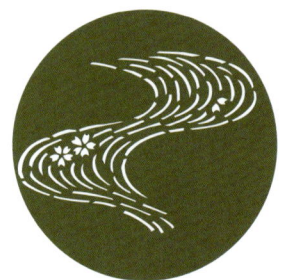
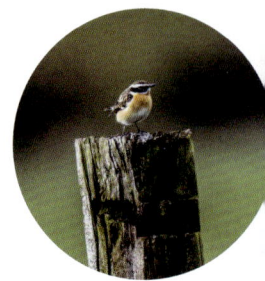

Die Liebe zum Leben

War es lange Zeit Ziel des Menschen, sich die Natur untertan zu machen, so befinden wir uns jetzt im Zeitalter der Natur-Fürsorge. Eine relativ neue Richtung in der angewandten Ethik ist deshalb die Umweltethik. Sie befasst sich mit dem Schutz von Populationen, Arten, Biotopen, Ökosystemen und Landschaften einmal im philosophisch-ethischen, und auch im politisch-ethischen Sinne. Vielen Ansätzen liegt die *Biophilie* zugrunde.

Die Zuneigung zum Leben

»Gut ist, Leben erhalten und Leben fördern; böse ist, Leben vernichten und Leben hemmen«, schrieb der Arzt, Theologe und Pazifist Albert Schweitzer 1923 in seinem Buch *Kultur und Ethik* und formuliert so nicht nur seine zutiefst christliche Haltung, sondern auch eine visionäre Forderung. Über 40 Jahre

später, 1964, integriert der Philosoph Erich Fromm diesen Denkansatz in sein anthropologisches Werk *Die Seele des Menschen*, und schafft einen Begriff, der heute wichtiger denn je ist: *Biophilia*, bestehend aus den griechischen Begriffen *bios* Leben und *philia* Liebe.

Grüne Empathie

1984 hat unabhängig von Fromm der Soziologe Edward O. Wilson in seinem Buch *Biophilia* die sogenannte *Biophilia-Hypothese* aufgestellt, in der er eine Ethik entwickelte, nach der »das Leben und die Artenvielfalt bewahrt und geschützt werden solle«. Wilsons Theorie ist, dass der Mensch im Laufe der Evolution eine besondere Zuneigung zu den verschiedenen Lebensformen und Lebensräumen und Ökosystemen, die Leben ermöglichen, entwickelt

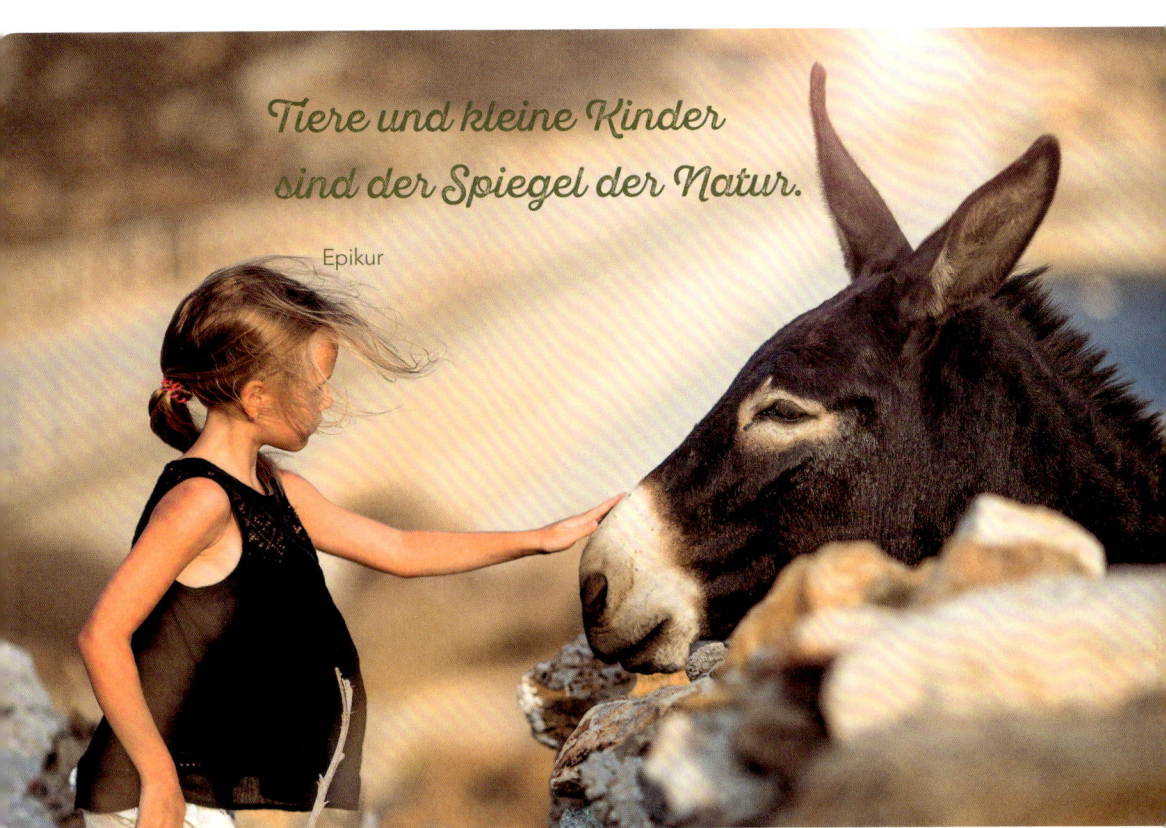

*Tiere und kleine Kinder
sind der Spiegel der Natur.*

Epikur

hat. So jedenfalls übersetzt es der Ordinarius für Psychologie, insbesondere Entwicklungspsychologie, der Universität Erlangen-Nürnberg, Erhard Olbrich, in seinem Artikel *Menschen brauchen Tiere*, und hebt so die Tier-Natur-Mensch-Beziehung auf ein wissenschaftliches Level. Besonders bekannt wurde Olbrich durch seine Psychologie der Tier-Mensch-Beziehung. Er war Präsident der *Society for Animal Assisted Therapy* (s. S. 96).

Deine eigene Biophilia-Hypothese

- Welche Umweltanliegen liegen dir am Herzen? Willst du dich für eines ehrenamtlich engagieren?
- Mache eine Liste der Dinge, die dir in deiner nahen grünen Umwelt auffallen. Sind Dinge zu verbessern? Umweltbehörden, Stadtverwaltungen und -gärtnereien sind oft dankbar für Hinweise.
- In Tierheimen sitzen viele Hunde, die regelmäßig spazieren gehen müssen – würde dich so ein Engagement reizen? Das Tier wird es dir danken, du bekommst eine Naturerfahrung in Verbindung mit Tieren und es ist gut fürs Karma.
- Seltene alte Arten zu schützen, ist ein Beitrag zur Biodiversität. Möchtest du mehr über alte Rassen und Arten erfahren? (www.g-e-h.de, www.nutzpflanzenvielfalt.de)

Inspiration

Sammle deine goldenen Momente des Herbstes, im Kopf, mit der Kamera oder dem Malblock.

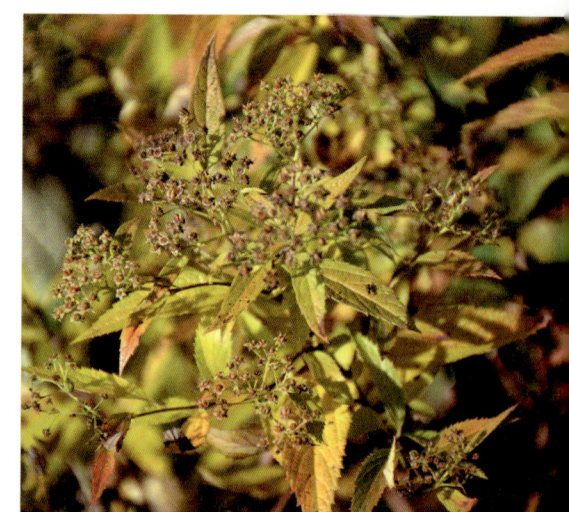

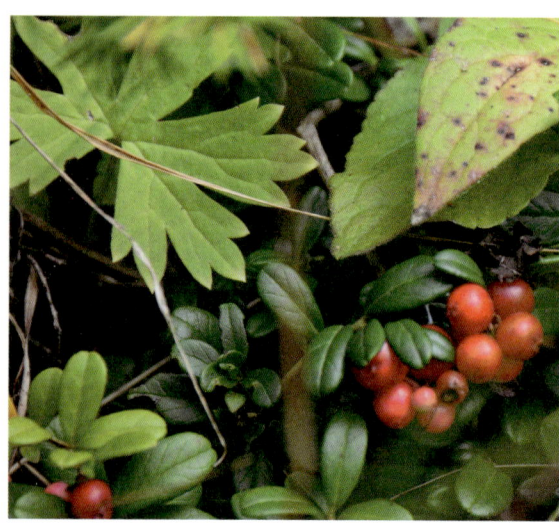

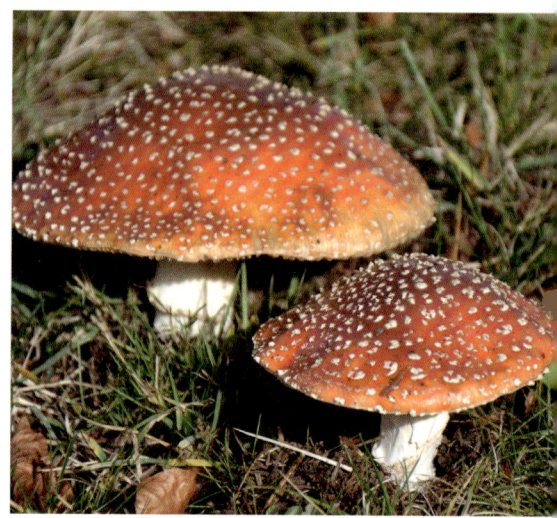

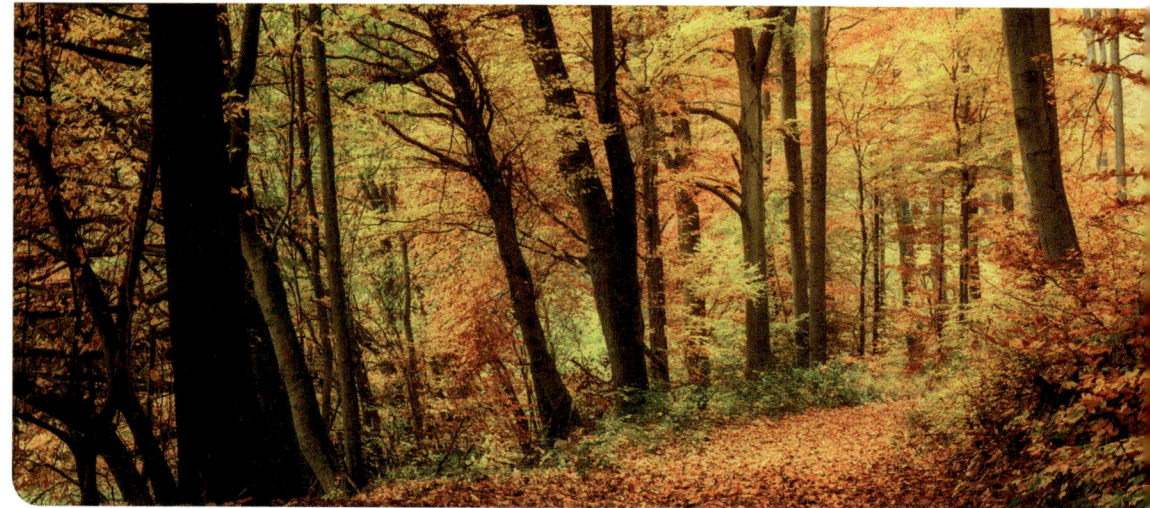

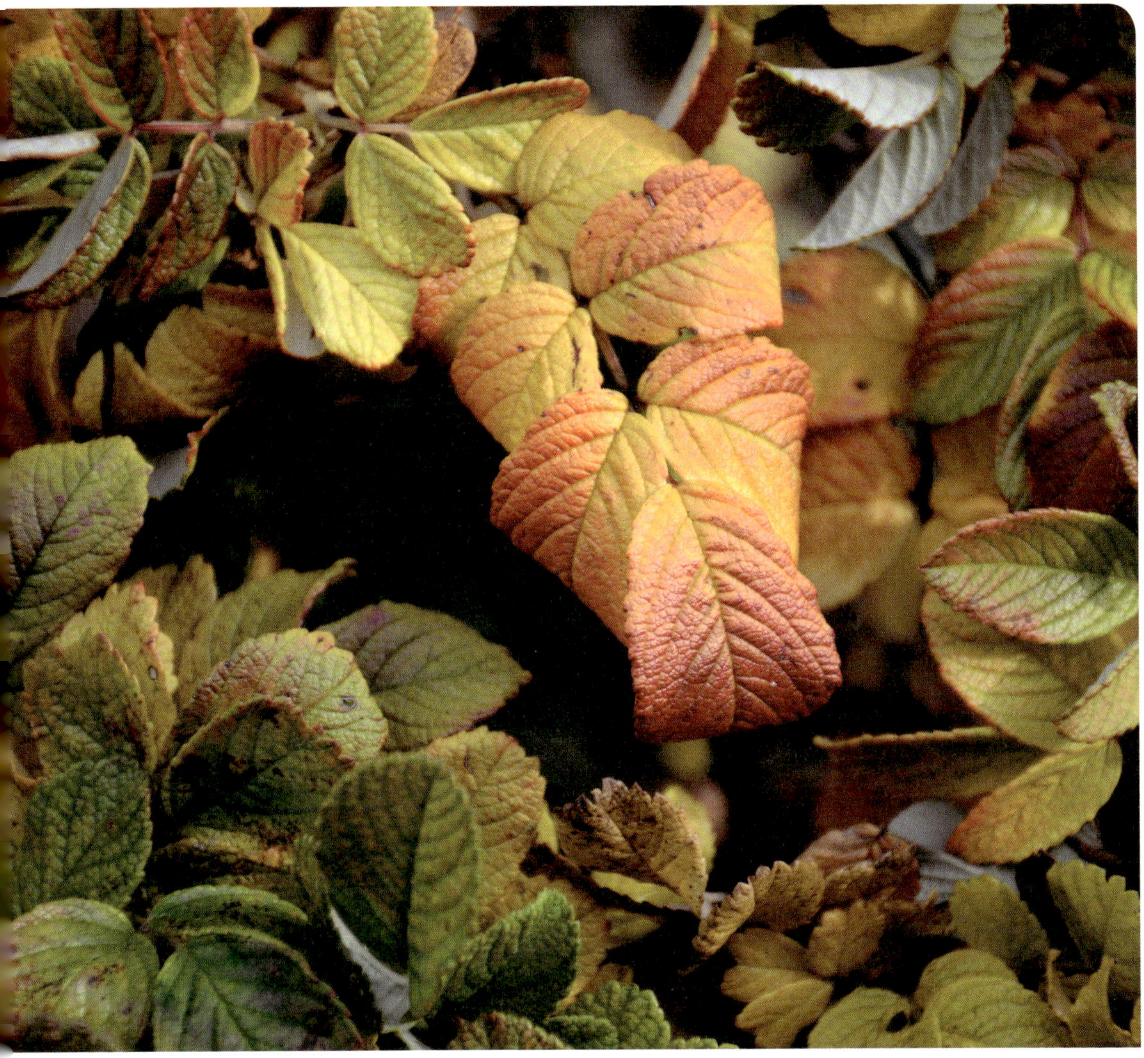

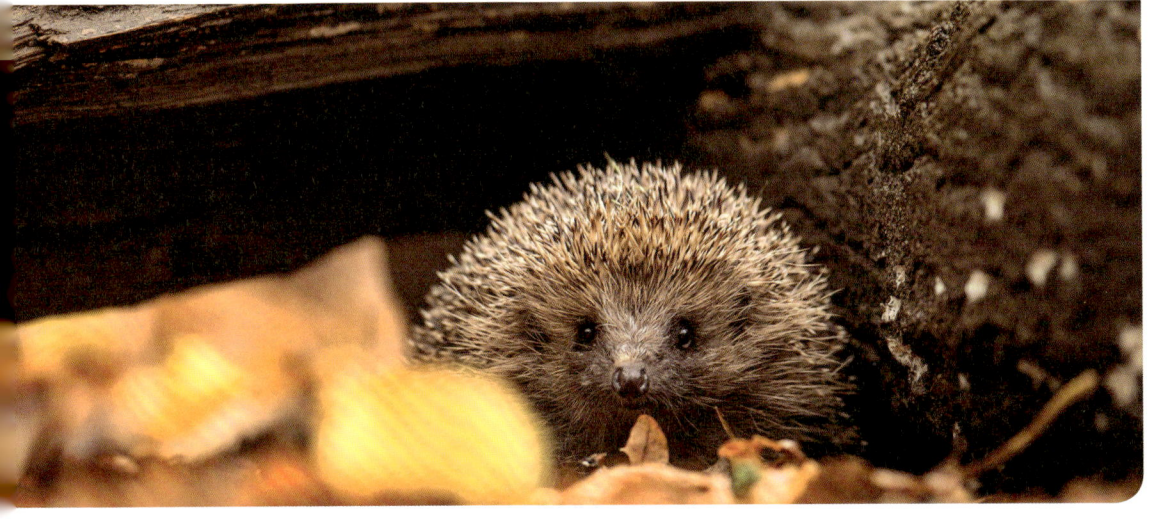

Spüren

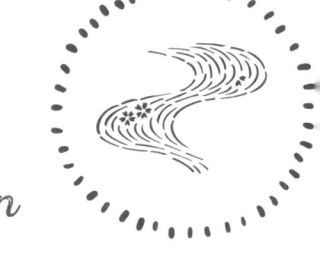

Was uns Tiere geben

Sowohl in der Behandlung von Kindern als auch von älteren Menschen wird in den letzten Jahrzehnten verstärkt auf Tiertherapien gesetzt. Viele psychische Beeinträchtigungen, temporäre Störungen oder Stresszustände können mit eigens ausgebildeten Tieren gelindert werden.

Tierische Therapeuten

- Schließe dich Hunde-Wander-Gruppen an.
- Du kannst Hundepate werden und fremde Hunde in den Ferien oder am Wochenende aufnehmen (www.dogsharing-deutschland.de).
- Lama- oder Eseltrekking wird in unterschiedlichen Kombinationen und Schwierigkeitsgraden angeboten. Solche Erfahrungen mit Kindern zu machen, prägt alle Beteiligten (Info unter den Stichworten Lama-, Alpaka-, Eseltrekking)
- Wie eine sensorische Therapie wirkt auch das kurzzeitige Streicheln von Tieren. Freundliche Hunde auf Hundewiesen (vorher fragen) sind oft dankbare *Streichel-Opfer*. Ein Spaziergang mit Streicheleinheiten kann das Wohlbefinden signifikant erhöhen.
- Wer sich um Angehörige, die an Demenz erkrankt sind, kümmern muss, kann mit einer Tiertherapie helfen (www.heimerer-akademie.de oder www.heilpraxisnet.de).

Tiere helfen

Sich um Esel oder Pferd zu kümmern, kann traumatisierten Menschen wieder zu mehr Lebensqualität verhelfen. Das Leben auf einem Bauernhof verbessert den Seelenzustand reizüberfluteter Menschen, etwa nach Spielsucht, Burnout oder anderen Stresskrankheiten. Auch das Aufgabenspektrum des modernen Arbeitshundes hat sich deutlich in Richtung *Therapeut* verschoben. In einem New Yorker Gefängnis hat man das Experiment gewagt, Gefangenen Hunde anzuvertrauen, die sie dort zu Blindenhunden ausbilden. Das Experiment war so erfolgreich, dass es Nachahmer fand. Die Sozialpädagogin Manuela Maurer hat den Verein *Hundebande* gegründet und unter modifizierten Bedingungen ein ähnliches Projekt in Deutschland ins Leben gerufen. Derzeit werden unter der Leitung der renommierten Hundetrainerin Nadja Steffen in einer Hamburger Frauenhaftanstalt versuchsweise Blindenhunde ausgebildet. Auch lässt sich ein nachweislich besseres Klassenklima erzeugen, wenn ein Hund eine schwierige Gruppe begleitet. Und in der Seniorenpflege kennt man den Wohlfühlfaktor eines Besuchstherapie-Hundes schon seit Längerem.

Isabell Marschall ist die richtige Ansprechpartnerin, wenn es um das sensible Thema Schulhund, Therapiehund und Besuchstherapie-Hunde geht. Die ausgebildete Kynologin, Tierpsychologin und Hundetrainerin unterhält mit ihrer Tierpsychologischen Hundeschule eines der wenigen Institute, in denen Hunde für Begleitzwecke ausgebildet werden. Unter ihren Kursangeboten sind aber auch Waldläufe mit Hund und kulturelle Ziele. Nicht nur Hund, sondern auch Mensch erfährt so in der Gruppe ein Miteinander im Grünen. Auch für manchen Nicht-Hundebesitzer sind diese Wanderungen ein Erweckungserlebnis, denn die Naturerfahrung in Begleitung eines Tieres ist noch einmal eine völlig andere. Denn nicht nur die Natur muss beobachtet werden, auch das Verhalten des Hundes, die Interaktion der Tiere untereinander, das Kommunizieren zwischen Mensch, Tier und Natur.

Der direkte Dialog

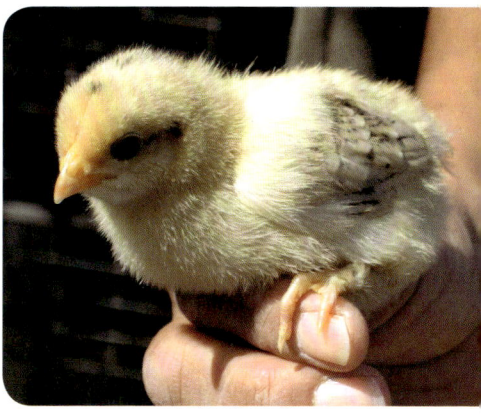

Eine ähnlich positive Naturerfahrung kann beim Esel- und Lamatrekking erreicht werden. Seit Jahren gehört der Einsatz von Tieren zu den gewählten therapeutischen Maßnahmen, wenn es um Verbesserung der Lebensqualität von Patienten mit seelischen, geistigen und körperlichen Beeinträchtigungen geht. Denn durch die Kommunikation zwischen Tier und Mensch, die sehr direkt ist und keine sprachliche Verschlüsselungen kennt, wird eine verbesserte Kommunikationsfähigkeit hergestellt. Eine Rostocker Forschungsgruppe hat herausgefunden, dass Menschen nach einer Tierbegegnung eine deutlich erhöhte positive Hormonbilanz haben. Tatsächlich wird die Mensch-Tier-Erfahrung durch den Aufenthalt in der freien Natur noch verstärkt.

Tiere geben Struktur

Jeder Hunde- oder Pferdehalter wird bestätigen, dass ihn die Aufgabe, ein Tier zu führen, bereichert. Das vom Tier geforderte regelmäßige *Rausgehen* ist ein fast unersetzlicher Kraftspender, denn die Arbeit wird unterbrochen von einer Tätigkeit, die alle anderen Sinne fordert. Man muss auf das Tier achtgeben, die Umwelt im Auge behalten und entfernt sich so minutenschnell vom aktuellen Stress. Wer sensibel auf Tierhaare reagiert oder Angst vor großen Tieren hat, kann mit einer Hühnertherapie gute Erfolge erzielen. In dieser jungen Disziplin innerhalb der tiergestützten Therapien werden im Umgang mit den besonders handzahmen Vögeln vielfältige Probleme gelindert.

Lebende Steine

Immergrüne Reserven

Fundstücke vom Herbstspaziergang oder Erinnerungen vom Kiesstrand bringen Farbe in verblühte Beete und auf Fensterbänke oder werden zum Handschmeichler. Das Mandalamalen stimmt deinen von der Sommerfülle aufgeregten Geist langsam auf die ruhigere Zeit ein und die bunten Steine sind ein willkommener Grün-Vorrat für den Winter.

Material
schöne flache Kieselsteine mit mindestens 4 cm Ø • Acrylfarbe in verschiedenen Grüntönen und Kontrastfarben nach Geschmack

Außerdem
Zeitungspapier zum Unterlegen • breiter Universalpinsel und feine Haarpinsel • Schaschlikstäbchen • Klarlack

❶ Die Kieselsteine bei Bedarf noch etwas säubern und gut trocknen lassen. Nach Wunsch mit einem Grünton grundieren, dabei zuerst die Oberseite und möglichst viel von den Seiten bemalen. Die grundierten Steine zum Trocknen auf je zwei Schaschlikspießchen legen, so kleben sie nicht fest. Gut trocknen lassen, dann wenden und die Unterseite grundieren. Wieder gut trocknen lassen. Für ein gutes Ergebnis am besten doppelt grundieren. Du kannst die grünen Mandalas natürlich auch auf naturbelassene Steine malen.

❷ Male nun mit verschiedenen Grüntönen und Kontrastfarben Mandalas auf deine Steine. Beginne in der Mitte.
Bei der Form und Gestaltung musst du nicht so sehr auf Symmetrie achten: Lass dich vom Stein leiten, seiner Form, Struktur, und finde so heraus, welche *Blüte* in ihm steckt. Anschließend die Steine gut trocknen lassen.

❸ Zum Schluss die Steine rundum mit Klarlack lackieren. Wetterbeständiger Lack für draußen, ansonsten Klarlack auf Wasserbasis. Die Malerei ist dadurch gut geschützt und die Steine lassen sich dann auch als beruhigend-grüne Handschmeichler verwenden. Oder sie beschweren als grüne, beruhigende Fixpunkte die Papierstapel auf deinem Tisch.

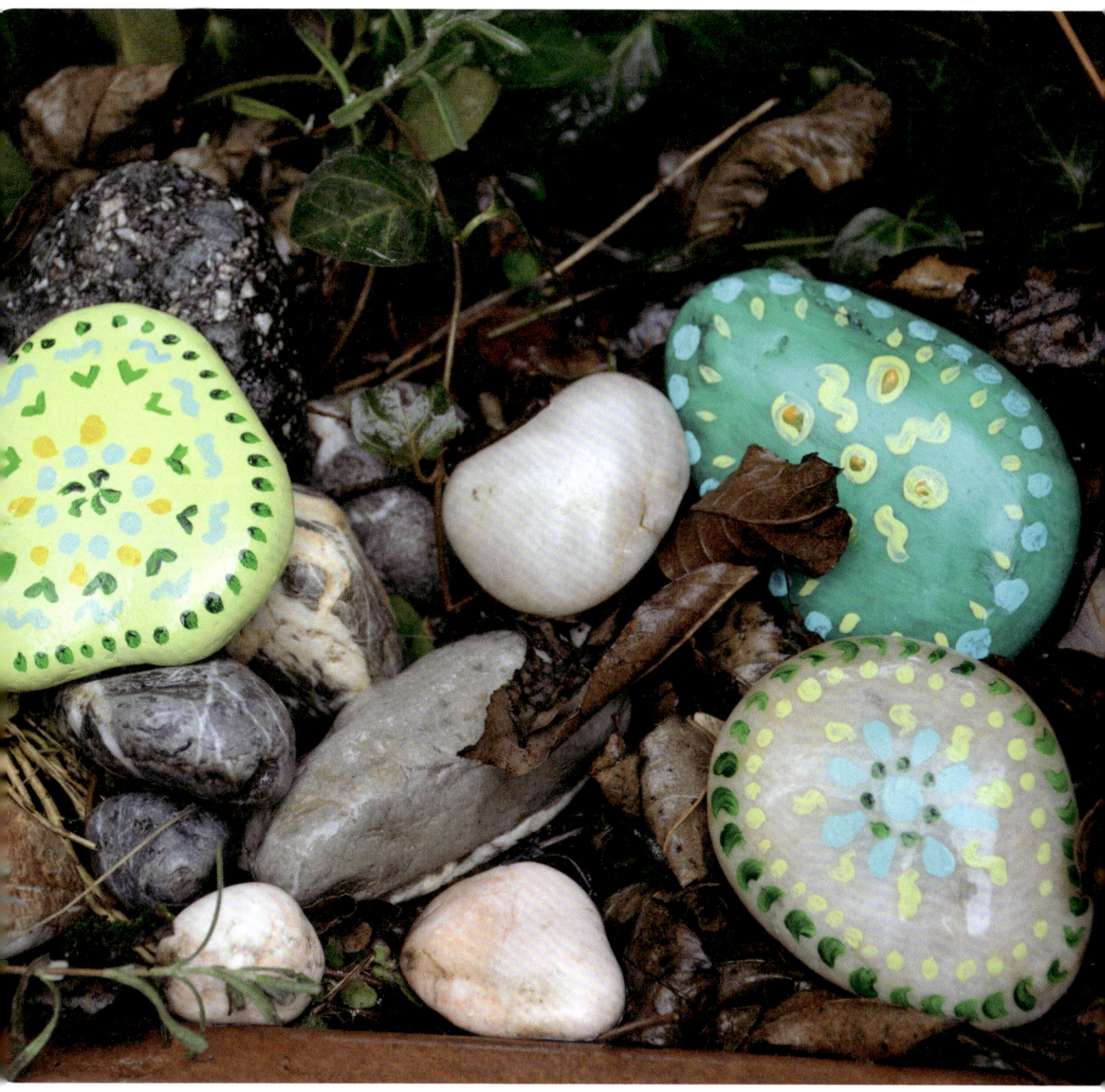

Den Flow spüren

Schon das Arbeiten mit den grünen Tönen wird dich beruhigen. Man hat herausgefunden, dass sich das Gehirn besonders gut entspannen und ganz auf den Moment konzentrieren kann, wenn es einer scheinbar sinnfreien Tätigkeit nachgeht. Konzentriere dich also beim Malen immer nur auf den Punkt, die Farbe, die du gerade aufbringst. Und denke nicht an das anvisierte Ziel. So wird schon das Anfertigen deiner grünen Kraftsteine zur Kraftquelle.

Handschmeichler, Augentrost und Briefbeschwerer

Die andere Seite Grün

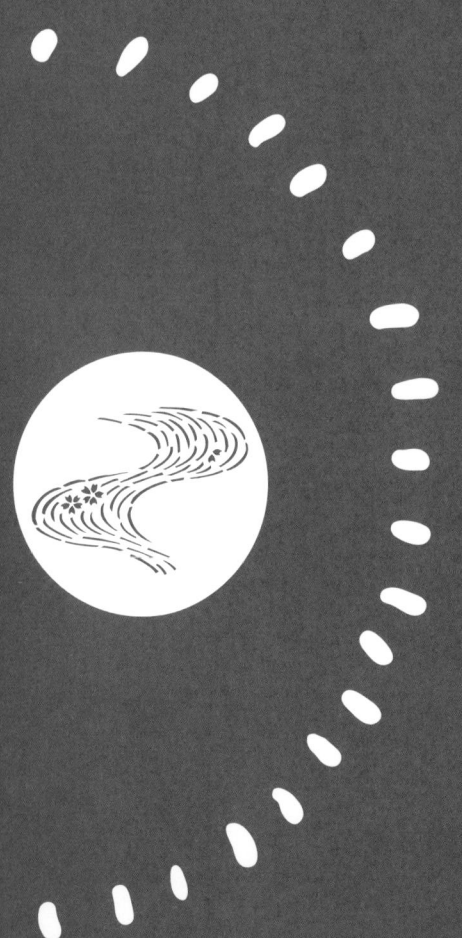

Gift und grün

Schimmel, grüne Kartoffeln, grünes Wasser in Badeseen – nicht alles, was grün ist, ist gut für uns. Schimmel, außer es ist der gewollte Edelschimmel bei Käse, ist meist warnend grün. Badeseen, die schillernd grün leuchten, sind oft mit Cyanobakterien verunreinigt, die durch zu viel Entenkot verursacht werden. Das Grüne in Tomaten enthält das Naturgift Solanin, allerdings müsste man schon große Mengen *ungeputzter* Tomaten essen, um Symptome wie Kopfschmerzen zu zeigen. Dasselbe gilt für Kartoffeln mit grünen Stellen.

Das sogenannte *Grüne Gift*, angeblich harmlose Kräutermischungen, ist von Menschen gemacht. Es ist in den letzten Jahren zu einer gefährlichen Modedroge geworden. *Kräutermischung* oder *Badesalz* werden die Kräuter genannt, die tatsächlich ein wüster Mix aus Kräutern und Abfallstoffen der Chemie sind. Die Wirkung der Mischung? Völlig willkürlich und unvorhersehbar. Wenn ein Tütchen harmlose Wirkung zeigte, kann das nächste tödlich werden. Die Drogenberatungsstellen sind seit 2004, als die ersten *legal highs* auftauchten, alarmiert und versuchen mit Aufklärung dagegenzuwirken. Die Gesetzgebung ist nicht wirklich hilfreich, weil viele der zugesetzten Chemikalien in der Landwirtschaft und im Pflanzenschutz ganz legal verwendet werden. Das Grüne Gift ist hier leider der richtige Ausdruck.

Pflanzen im Zimmer beruhigen, am Balkon sind sie Gartenersatz. Und dennoch sind einige von ihnen richtig giftig, gefähr-

Grün ist uns lieb, es ist aber auch gefährlich. Pflanzen senden optische Reize, die uns guttun, und bergen zugleich Substanzen, die uns schaden. Grün hat eine andere Seite, eine, die wir kennen sollten, um uns zu schützen.

det sind meist Kinder und Tiere. Aloe vera löst bei Tieren und auch Menschen Bauchkrämpfe aus. Die elegante Calla kann zu Atemstillstand und Tod führen. Die farbenprächtigen Azaleen sind auch prächtige Giftschleudern, denn sie enthalten Acetylandromedol, das Koma und Herzversagen auslösen kann. Alle Sorten von Efeu können Hautreizungen und Erbrechen verursachen. Obwohl der Brauch, sich unter einem Mistelzweig zu küssen, immer beliebter wird, sollte man heruntergefallene Beeren sofort auflesen, damit Kinder und Tiere nicht damit in Kontakt kommen. Sämtliche Teile der Mistel sind giftig. So hübsch Zier-Chili aussieht, und so unbedenklich die Schoten sind, so giftig ist das Grün. Kleine Tiere können daran sterben. Lilien sind vor allem für Katzen absolut giftig und können bei ihnen Nierenversagen auslösen.

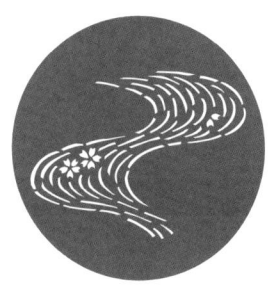

Dass man sich einen richtigen Giftgarten anlegen kann, beweisen einige Pflanzen, die in vielen Gärten heimisch sind: Die Engelstrompete bringt exotische Blüten hervor, ist aber extrem giftig. Eisenhut ist eine der giftigsten Pflanzen Europas, hier genügt es schon, die Blätter zwischen den Fingern zu zerreiben. Der schön leuchtende Goldmohn, der den putzigen Spitznamen *Schlafmützchen* trägt, wurde zur Giftpflanze 2016 gewählt. In letzter Zeit kam auch die bislang harmlose Hortensie in die Schlagzeilen, weil sie geraucht als Droge missbraucht wird. Beim Verbrennen setzt die Hortensie verstärkt Blausäure frei und wirkt so tödlich. Die andere Seite Grün kann also in ein und derselben Pflanze wohnen. Wissen und Vorbeugen hilft.

Ritual

Herbstzeit ist Erntezeit. Gleichzeitig birgt die noch einmal in aller Pracht auftrumpfende Natur zum *Feierabend* bereits die Verheißung des Winters, des Endes. Die Angst vor dem Ende hat viele Gesichter, Herbstblues, Midlife-Crisis … Gegen die Unzufriedenheit mit dem Ertrag des Jahres, Tages oder Lebens gibt uns das Grün im Herbst reichlich Inspiration.

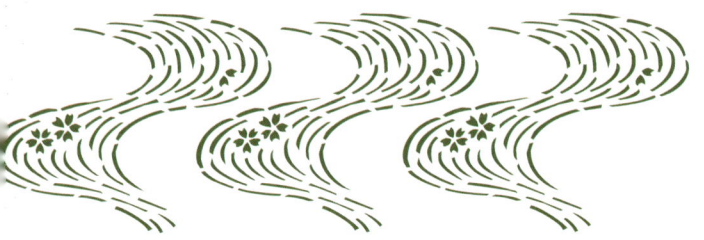
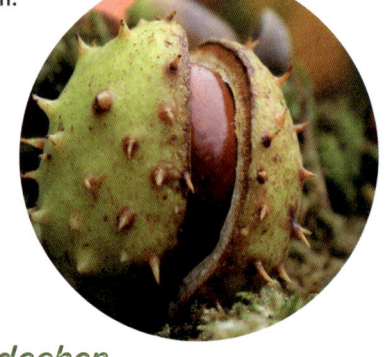

Den emotionalen Ertrag entdecken

Ob nun die Angst vor dem Winter, dem Tod oder irgendeiner anderen *Abgabefrist*. Überwinden werden wir sie nicht, indem wir noch ganz schnell ganz viel schaffen, sondern indem wir uns darauf besinnen, was wir schon alles geschafft haben. Und da sind es nicht immer nur die offensichtlich schönen, großartigen Dinge, die für innere Zufriedenheit sorgen.

Nimm dir bei der Erstellung einer *Erntedank-Liste* ein Beispiel am vielfältig und immer mehrdeutig schillernden Grün der herbstlichen Natur:

Geh einmal pro Woche auf die Suche nach typischem Herbstgrün. Du wirst Kastanien finden, sie werden dir vor die Füße fallen in ihrer abwehrenden stacheligen grünen Schale, die einen seidig glänzenden Fruchtkörper birgt. Er kann dir vielleicht als Glücksbringer für den Rest des Jahres dienen?
Du wirst feuchtes Moos und Baumpilze finden, Begleiter der Verwesung, die totes Holz zersetzen, aber gleichzeitig neues, vielfältiges Leben ermöglichen. Und prächtig buntes Herbstlaub, das nur so schön ist, weil es kurz vor dem Ende steht.

Dankbarkeitsritual

Lege deine Fundstücke zu Hause vor dich hin und
bedenke ihre positive und negative Seite. Nichts in
der Natur ist nur gut oder schlecht.

Gehe nun in dich und schreibe 5 Dinge auf,
mit denen du unzufrieden bist.
Überlege nun genau: Ist wirklich alles schlecht daran?
Gibt es eine positive Seite?
Oder was kann ich daraus lernen?

Bis Herbstende wirst du einige negative Früchte deines
Jahres auch als positiv erkannt haben.
Aus allen Erlebnissen des Jahres aber wirst du etwas
Lebenserfahrung als Ernte einlagern können auf deinem
Lebensglück-Konto.

Denn Glück oder Erfüllung heißt eben genau das: Erfüllt
sein mit Erlebnissen, mit Lebenserfahrung,
egal welcher Art sie sind.

Alles gehört zum Leben, auch das Vergehen.

Von allen Seiten sehen

Inspiration

Jedem Ende wohnt auch
ein Anfang inne:
Grün erfindet sich immer
wieder neu.

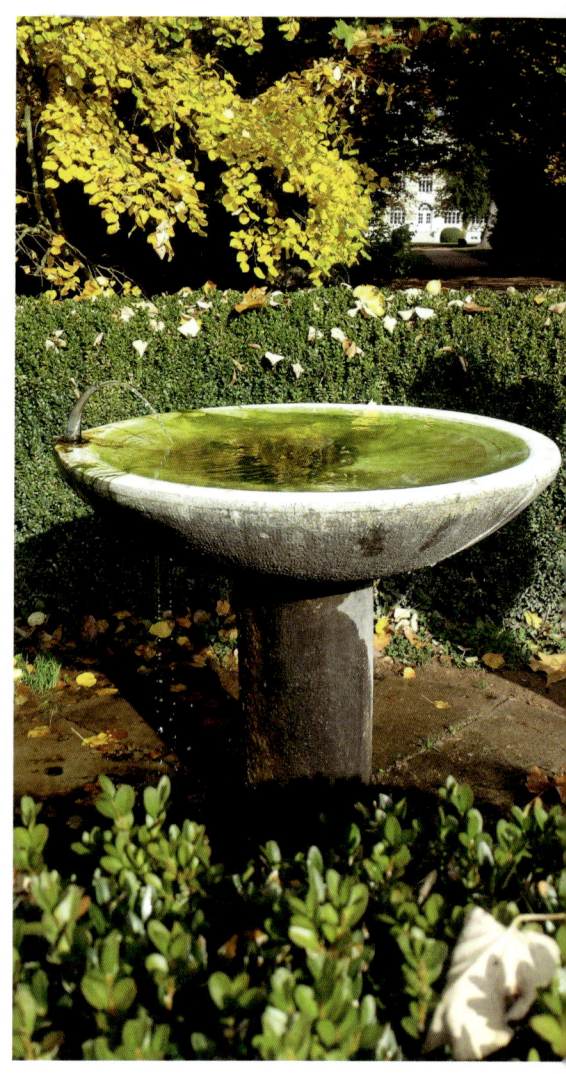

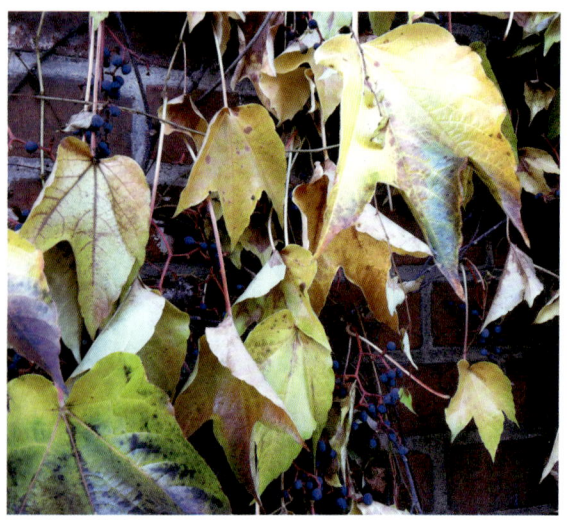

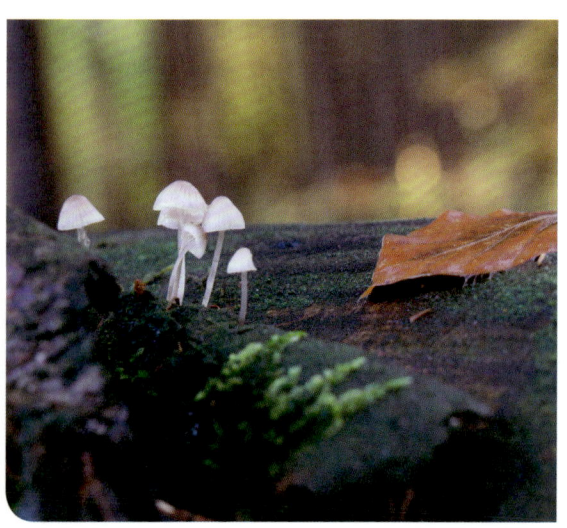

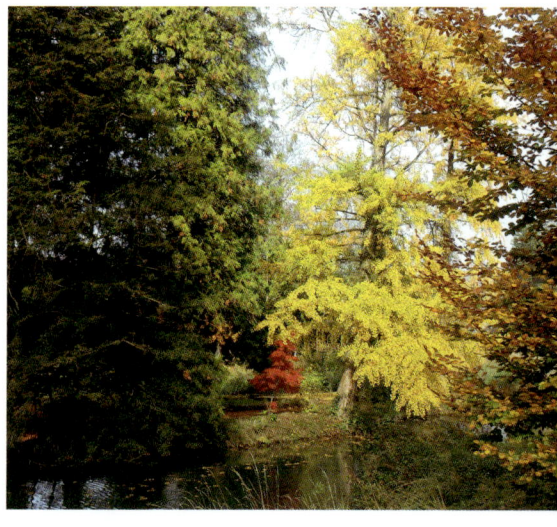

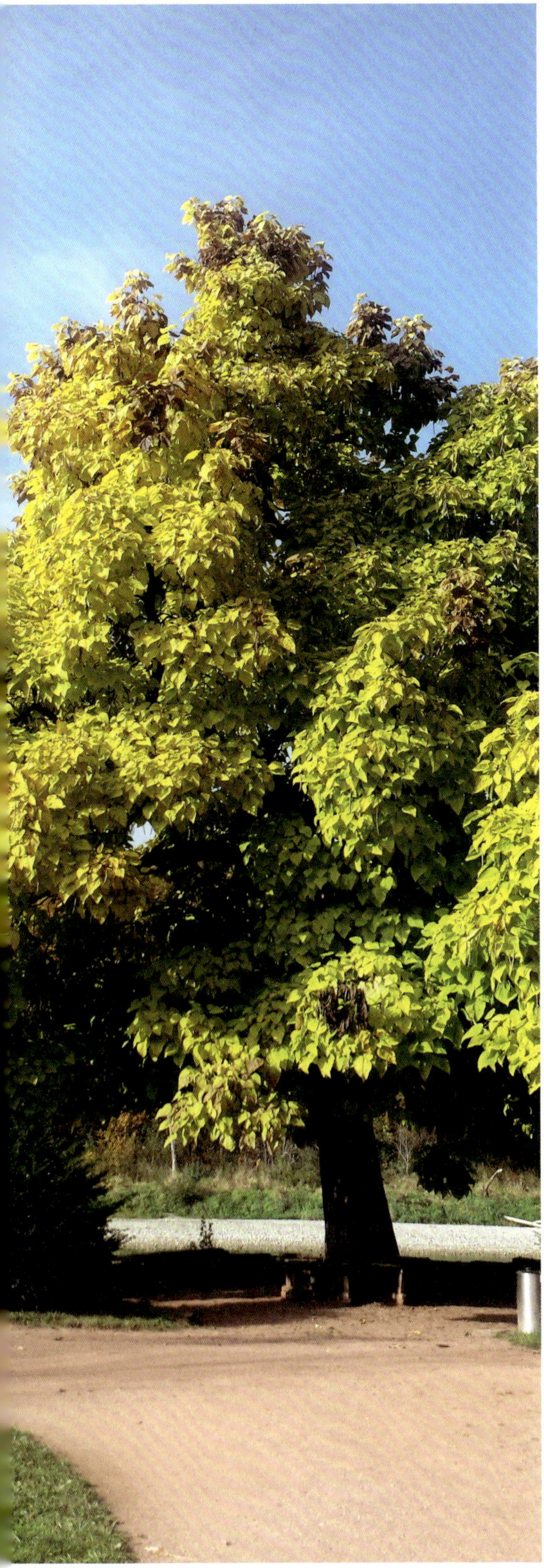

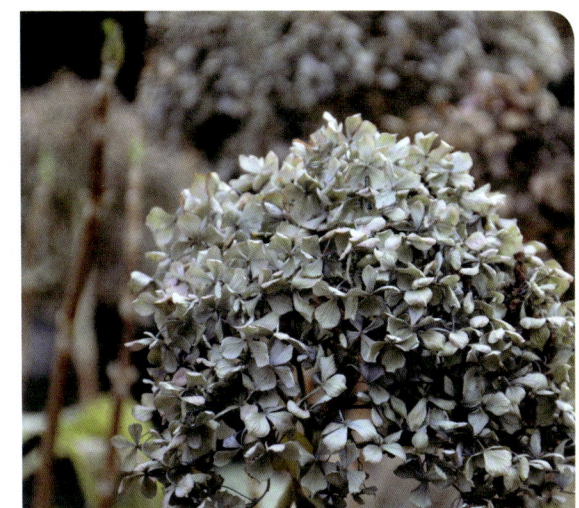

Die Natur kennt kein Schön
oder Hässlich, keinen Anfang
und kein Ende. Das sich
verwandelnde Herbstgrün
lehrt uns den ewigen
Kreislauf des Lebens.

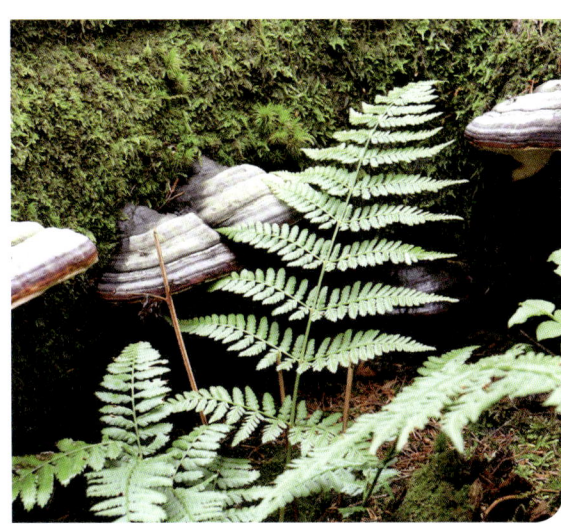

Lyrik

Mit Herbstgrün die Schwellenzeit erleben

Keine Jahreszeit macht den Prozess der Wandlung so intensiv erlebbar wie der Herbst. Und das Erleben und Feiern des Übergangs ist in allen Kulturen seit Jahrtausenden ein wichtiger Bestandteil. Er macht uns den Wert und die Schönheit des Lebens erst bewusst und lehrt, dass der Tod notwendig zum Leben dazugehört.

Im Frühling sehen wir nur Anfang, Ursprünglichkeit, Morgenfrische. Der Sommer mit seiner üppigen Lebensfülle, die *Hochzeit* der grünen Welt, lässt uns für einen Moment jede Vergänglichkeit vergessen, als könnte und sollte er ewig andauern. Im Winter scheint das Leben still zu stehen.

Wir brauchen das Grün des Herbstes, weil es uns die Ambivalenz des Lebens als natürlich aufzeigt und uns mit ihr und uns selbst versöhnt. Reife und Ernte, Ende und Vergehen werden überall in der Natur gleichzeitig sichtbar. Die Tage sind oft noch sommerlich warm, das in vielfältigen Herbstfarben glänzende Grün der Bäume ist oft bunter als jedes Sommerblumen-Beet, die Nächte aber sind schon neblig, kalt, oft überzieht morgendlicher Raureif das bunte Laub. Andres Obst hängt überreif an den Bäumen, der süße Duft der Früchte ist schon bestimmt durch Gärungs-, also Verfallsaromen. Die Pilze, geliebte Geschenke des Herbstwaldes, sind Meister der Zersetzung.

Der Herbst ist eine echte Schwellenzeit, steht als Erntezeit zwischen Werden und Vergehen, versöhnt Gegensätze als notwendige Komponenten des Lebens.

Birnen und Bohnen

Bevor die grünen Dotter welken, –
Die Hennen brüten einen frühen Herbst, –
Jetzt gleich, bevor die Scherenschleifer
Den Mond mit hartem Daumen prüfen,
der Sommer hängt noch an drei Fäden,
den Frost verschließt ein Medaillon,
noch eh der Schmuck, verwandt dem Regen wandert,
noch eh die Hälse nackt, vom Nebel halb begriffen,
bevor die Feuerwehr die Astern löscht
und Spinnen in die Gräser fallen,
um so der Zugluft zu entgehen,
vorher, bevor wir uns verkleiden,
in ärmliche Romane wickeln,
laßt uns noch grüne Bohnen brechen.
Mit gelben Birnen, einer Nelke,
mit Hammelfleisch laßt uns die grünen Bohnen,
mit schwarzer Nelke und mit gelben Birnen,
so wollen wir die grünen Bohnen essen,
mit Hammelfleisch mit Nelke und mit Birnen.

Günter Grass (1927–2015)

der Sommer hängt noch an drei Fäden,

den Frost verschließt ein Medaillon,

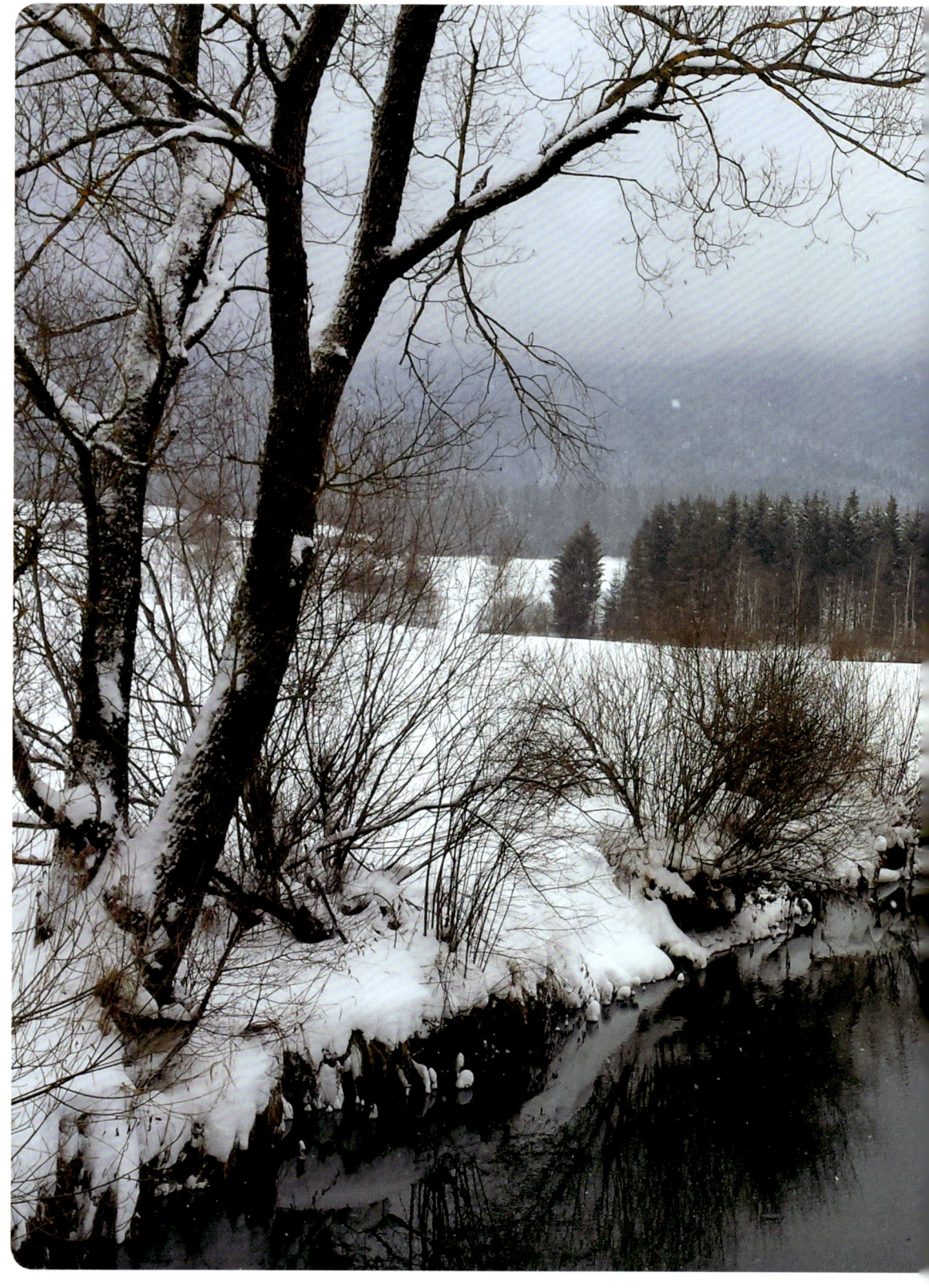

Ruhezeit & Dunkelgrün

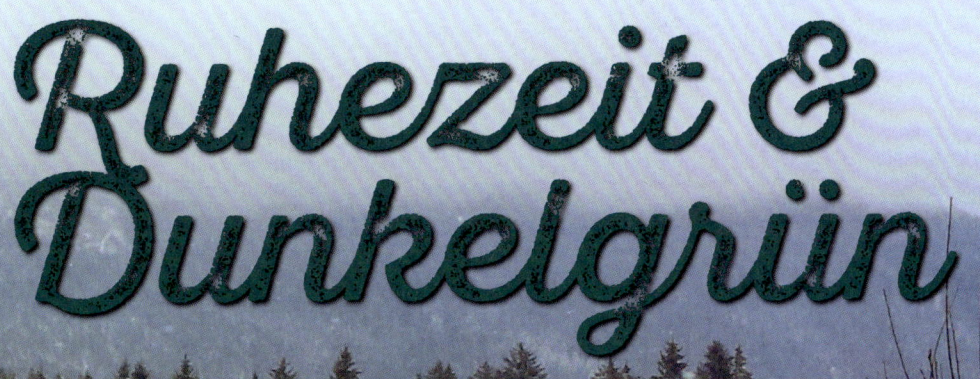

Es ist still in der Natur geworden. Die Bäume haben ihr ganzes Chlorophyll in den Stamm und die Wurzeln gezogen. Manche Tiere schlafen. Andere Grüntöne beherrschen das Bild draußen. Flechten, Moose, Tannengrün. Grün wird zu Braun. Die grüne Energie müssen wir uns jetzt zum Teil anders holen. Mit Ritualen, grünen Indoor-Farben oder der Beschäftigung mit der Natur, zum Beispiel in der Kunst, in Bildern, in Versen. Wir haben so viele Möglichkeiten, die Kraftquelle Grün zu nutzen. Der Winter schafft es, uns mit unserem inneren Grün zu verbinden.

Immergrün

Winterzeit, die Natur geizt mit Grün. Aber ist es nicht sowieso egal, weil wir die meiste Zeit im Büro sitzen? Tatsächlich verbringen wir einen großen Teil unseres Lebens in geschlossenen Räumen, meist in Büros. Was macht das mit unserer Sehnsucht nach Grün? Hat die moderne Arbeitswelt dafür etwas übrig?

Platz für Gedanken

Wo sind wir kreativ, was regt uns an, und warum empfehlen so viele Kreativitätscoaches, mal eine gezielte Auszeit in natürlicher Umgebung zu nehmen, wenn eine Schaffenskrise uns plagt? Sehen wir uns die Büros von heute an. Sind sie der Ort, den kreativen Gedanken freien Lauf zu lassen?

Die klassische Bürowelt sieht so aus: funktional und mehr oder weniger sachlich, je nach Berufsgruppe. Ein Polizeirevier, eine Amtsstube, ein Behördenbüro wird weniger durch Design auffallen, als durch die Topfpflanzen, die dort mit großer Hingabe gepflegt werden, inmitten von Akten, Ablagekörbchen und mehr oder weniger grauen Schreibtischen. Es mag uns bieder oder spießig vorkommen, aber die Arbeitenden dort haben genau das Richtige getan: Sie haben ihren Arbeitsplatz begrünt. Nun mag man über Art und Form der Pflanzkulturen unterschiedlicher Meinung sein, aber der berühmte Kaktus, der erst mit der Rente des Besitzers die Fensterbank im Büro mit der zu Hause wechselt, oder das Usambaraveilchen, das jede Nicht-Beförderung tapfer mitgemacht hat – sie alle sind jene pflanzlichen Begleiter, die das Arbeitsklima verbessern.

Grünes Design

Jahrzehnte lang war es unter Architekten, Werbern, Designern verpönt, die stylish reduzierten Büros mit Zimmergrün zu dekorieren. Rechtsanwaltskanzleien ließen gerade mal einen stramm gesteckten Blumenstrauß zu. In der IT-Branche vor allem in Fernost wurde auf Leistung, nicht auf Form geachtet. Doch gerade Firmen, die sich in der Vergangenheit eher weniger als Trendsetter hervorgetan haben, setzen nun neue Maßstäbe. Im kalifornischen Silicon Valley, jenem produktiven IT-Zentrum auf dem seismografisch gefährlichen Sankt Andreas Graben, werden, seit Apple-Gründer Steve Jobs dort sein Garagenwunder vollbracht hat, die Dinge ein wenig anders gesehen. Wohlfühlarchitektur, Well-beeing am Arbeitsplatz, durchdachte Raumkonzepte

> **W**ir brauchen ein Umfeld, das uns stimuliert. Nur wenn die Augen Anregung finden, können die Gedanken fließen. Grün kann die Arbeit revolutionieren.

werden flächendeckend umgesetzt, nur um den Arbeitsnehmer möglichst ans Haus zu binden. Im wahrsten Sinne des Wortes. Wer in einer anregenden Umgebung arbeitet, bleibt nicht nur länger am Schreibtisch produktiv, sondern ist auch anders kreativ.

Vorbildlich

Die Firma Samsung, einst eine asiatische Kaderschmiede für Ingenieure, hat in Silicon Valley jüngst völliges Neuland beschritten, und sowohl die Firmenphilosophie als auch Räumlichkeiten revolutioniert. Die alten Fabrikgebäude wurden abgerissen, an ihre Stelle baute der Architekt Kristoffer Tindall eine neu komponierte Bürolandschaft, umgeben von Gärten und Grüngürteln. Kulturanthropologen und Hirnforscher wurden im Vorfeld beauftragt, zu ergründen, wie sich die Menschen im Haus bewegten. Dabei hat sich herausgestellt, dass sich einzelne Abteilungen nie begegnen können, obwohl ein Austausch zwischen ihnen fruchtbar wäre. Tindall setzte auf Transparenz und gestaltete viel mit Tageslicht. Die Räume wurden Begegnungsstätten mit grauen und lindgrünen Sofas als Oasen. Schließlich kamen noch die Erkenntnisse der Hirnforscher hinzu: Konferenzen in immer denselben Räumen machen die Hirnzellen müde, denn sie bieten keine Anregung. Also wurden Grünräume geschaffen, in denen sich die Mitarbeiter nicht nur individuell *ablenken* können, sondern wo auch Besprechungen stattfinden, denn begrünte Räume sind niemals gleich.

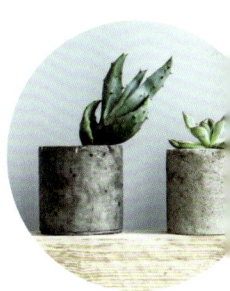

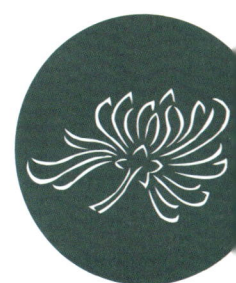

Ein Molekularbiologe aus Seattle, John Medina, brachte schließlich einen bahnbrechenden Hinweis zur Ausgestaltung des Bürokomplexes für die über 2000 Beschäftigten. Medinas Ansatz ist evolutionsgeschichtlich begründet. Die Wiege der Menschheit liegt nach heutigen Erkenntnissen in den Savannen.Beute und Feind waren dort gleichermaßen gut zu erkennen. In Höhlen fanden die Urmenschen Schutz und Geborgenheit. Diese Möglichkeit, der Aufmerksamkeit Pausen zu gön-

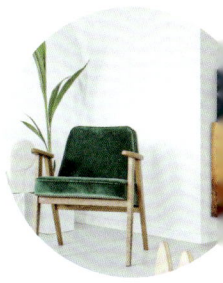

nen, ließ das menschliche Hirn wachsen. Die Menschen entwickelten Intelligenz im Spannungsfeld zwischen Herausforderung und Loslassen. Dieses Prinzip der Rückzugshöhlen integrierte Tindall dann flächendeckend in den Samsung-Komplex. Jeder Arbeitsplatz sollte nicht weiter als eine Treppe vom nächsten Grün entfernt sein. Der Architekt ließ Gartenetagen einziehen mit wogenden Gräsern und Schattenplätzen, von denen aus sich auf die kalifornische Landschaft blicken lässt.

Der Mensch, der fühlende Arbeiter

Nun sind nicht alle Arbeitsplätze an einem landschaftlich so reizvollen Ort wie Kalifornien gelegen. Aber Indoor-Begrünung, etwa *vertical gardening*, sind in den Bürokomplexen der Welt, dort wo viele Menschen ihr halbes Leben zubringen, im Vormarsch. Denn das wichtigste Potenzial der arbeitenden Bevölkerung, die Kombination aus Intelligenz, Kreativität, Produktivität und Emotionalität, ist in den letzten Jahren zum Forschungsobjekt Nr. 1 geworden. Trotz aller Rationalisierung und so manchem Maschinenersatz für die menschliche Arbeitskraft, ist die Formel *Mensch + Emotion + Intelligenz = Kreativität = Innovation = Fortschritt* in den Chefetagen und vor allem in den Personalabteilungen angekommen. Der Arbeitswissenschaftler Dieter Lorenz sieht einen ganz deutlichen Trend zu mehr Natürlichkeit in Büros. Grün macht die Menschen gesünder und motivierter.

2014 gelangte der Wunsch nach mehr Natürlichkeit am Arbeitsplatz unter die Top Ten einer Befragung, die deutschlandweit durchgeführt wurde. Im *Journal of Experimental Psychology* haben Forscher die Ergebnisse einer Studie in britischen und norwegischen Büros veröffentlicht. Demnach sind Menschen, die in grünen Räumen arbeiten, glücklicher, kreativer und identifizieren sich stärker mit ihrer Arbeit. Denn sie sind natürlich eingebunden.

Grün ist nicht gleich grün

Tatsächlich ist nicht jedes Grün ideal als Bürobegrünung. Die klassische Hydrokultur passt nicht zu allen Pflanzen, der beliebte *Ficus Benajmini* leidet im Winter darunter. Doch die richtigen Pflanzen haben entscheidende Vorteile. Sie verbessern die Raumfeuchtigkeit, die in einem Büro bei 60 % liegen sollte, Wandeln den CO_2-Gehalt der Luft in Sauerstoff um, filtern Schadstoffe und mindern Staubzirkulation. In einem gut begrünten Büro, zum Beispiel mit Bananen, Hibiskus und Zimmerlinde, melden sich bis zu 40 % weniger Menschen krank, und im Winter ist die gefühlte Temperatur höher, also wird weniger geheizt. Diese natürliche Klimaanlage muss *nur* gegossen und ab und an von einem Fachmann begutachtet werden. Gerade in problematischen Großraumbüros sind *Grünwände* Raumteiler, die nachhaltig zum Raum- und Arbeitsklima beitragen. Im Übrigen hilft bereits eine grün gestrichene Wand, grüne Bestuhlung oder sogar eine grüne Tapete, das Savannenfeeling zu stimulieren. Ein Strauß Blumen am Arbeitstisch kann einen Minigarten ersetzen und wer es ordentlich liebt, der gestaltet sich einen Mini-Zengarten mit Kakteen und Sukkulenten.

Du bist, was dich umgibt. Gehe achtsam mit den Räumen um, in denen du dich viel aufhältst. Betrachte deinen Arbeitsraum mit Liebe, es ist der Ort, wo du dein halbes Leben verbringst.

Das Raum-Wunder

- Schaffe eine Ecke in deinem Büro, die dein Grünpol ist, zum Beispiel eine Pflanzenecke.
- Pflege deinen Grünpol, tägliches Kümmern macht achtsam.
- Auch Gegenstände können Teil eines Grünpols sein: eine grüne Tasse, ein grüner Stiftebehälter, eine grüne Vase.
- Rege Diskussionen über Bürobegrünung an, vielleicht haben deine Mitarbeiter/Kollegen ähnliche Gedanken.
- Finde heraus, welche Pflanzen dir guttun.
- Suche nach Begrünungsspezialisten und lass dich beraten.
- Schaffe Raum für Indoor-Grün – eine gute Gelegenheit, um im wahrsten Sinne des Wortes zu entstauben.

Einschlaf-
Traumreise

Diese Traumreise unterstützt dich im Winter, deinen natürlichen Rhythmus anzunehmen. Das fehlende Sonnenlicht macht uns körperlich müde. Oft wehren wir uns in unserer leistungsorientierten Lebenswelt gegen dieses natürliche Ruhebedürfnis mit Händen und Füßen und vor allem mit dem Kopf. Es ist aber wichtig, dass wir unseren Geist zu gegebener Zeit, am Abend oder im Winter, ebenfalls zur Ruhe bringen. Denn in der Ruhe liegt die Kraft, wir werden erholt wieder erwachen.

Komm zur Ruhe, komm zu dir

Verzichte auf helles Kunstlicht, das signalisiert dem Körper, dass es Tag ist. Sorge für gedimmte, weiche Beleuchtung, vielleicht mit einem Lichtwecker mit Einschlaffunktion oder den entspannend-grünen Abendlichtern von Seite 130 mit LED-Kerzen. Denn am Schluss dieser Traumreise sollst du sanft einschlafen.
Lege dich für die Meditation auf eine dicke Matte, ein bequemes Sofa oder auf das Bett. Bedecke dich außerdem mit einer großen, weichen Decke, vielleicht ziehst du sogar ein dünnes Tuch über deinen Kopf. Wenn du unter kalten Füßen und Händen leidest, lege eine Wärmflaschen mit unter die Decke. So baust du eine geschützte, warme und intime Höhle.

• Schließe die Augen. Atme tief und entspannt langsam ein und aus, bis deine Atmung einen ruhigen und gleichmäßigen Rhythmus gefunden hat. Besonders zu Beginn wird dir das schwer fallen, die Gedanken und Probleme des Tages sind noch sehr präsent und laut. Versuche nicht, sie zu verdrängen, lasse sie zu, aber grüble ihnen nicht hinterher. Lasse sie so, wie sie sind, vorbeiziehen und konzentriere dich darauf, tief durch die Nase in den Bauch ein- und langsam wieder auszuatmen, bis die Gedanken leiser werden und schließlich ganz verstummen.

• Dein Atem fließt ruhig ein und aus. Spüre, wie deine Beine und Arme warm, ruhig und angenehm schwer auf dem Boden aufliegen, bis du das Gefühl hast, sie würden in den Untergrund sinken.

• Füße und Hände fühlen sich angenehm warm an, sie sind in der warmen Höhle, die dich umgibt, geborgen und aufgehoben. Du kannst sie für den Moment getrost

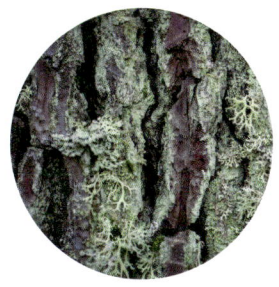
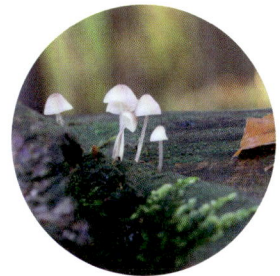
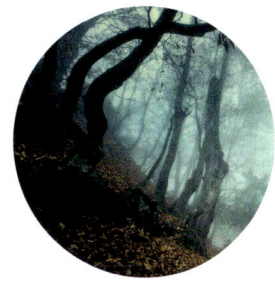

sich selbst überlassen. Stelle dir vor, sie wären die Äste von einem Baum im Winter, der seine Säfte, seine Energie in Stamm und Wurzeln zurückzieht. Wandere mit deiner Konzentration Richtung Körpermitte und nimm dabei das Wärmegefühl mit.

• Wandere ganz langsam und bewusst zuerst von den Fußspitzen über die Waden, Knie und Oberschenkel bis hoch zu deinem Bauch, der sich mit angenehmer Wärme füllt. Dann von den Fingerspitzen über die Unterarme und Ellenbogen zu den Oberarmen, bis alle Aufmerksamkeit und Wärme sich in deinem Brustkorb konzentriert. Dein ganzer Rumpf ist nun erfüllt von Wärme und angenehm schwer.

• Atme einige Züge tief in diese erfüllende Wärme hinein, tief in den Bauch ein und langsam wieder aus. Mit jedem Ausatmen sinkt dein Brustbein tief nach unten. Du bist ganz bei dir, es gibt nichts außerhalb deines warmen, schweren und geborgenen Zentrums, nichts außer deiner Atmung. Du musst nichts tun außer ganz bei deiner Atmung zu bleiben. Arme und Beine müssen nichts tun, sie dürfen ausruhen.

• Spüre, wie angenehm schwer und warm dein Kopf aufliegt. Du musst nichts tun, nichts denken, nur atmen. Folge deinem Atem von der Nase durch den Hals bis in die Brust und tief in deinen Bauch, bis du ganz automatisch und fließend ausatmest. Du musst nichts dazutun. Lasse dich in dieses geborgene Gefühl fallen, lasse los und nimm die Ruhe an. – Schlaf gut!

Kraftseite
Die Sprache der Bäume

Energieriesen mit Botenstoffen und Heilkraft

Der Anblick mächtiger Bäume erinnert uns an unsere eigene Lebenszeit. Kann doch ein Baum einige hundert Jahre alt werden. Da fällt es nicht schwer, an die Weisheit der Bäume zu glauben. Und spätestens seit Wohllebens *Das geheime Leben der Bäume* wissen wir, dass Bäume miteinander kommunizieren, sich gegenseitig stärken, warnen, ja auch helfen.

Dass diese grünen Giganten uns tatsächlich echte, pharmakologische Boten schicken, die uns helfen, besser zu altern oder gar Gebrechen wie Alzheimer, Depressionen oder Krebs lindern, ist mittlerweile erwiesen. Pflanzen senden Terpene aus, ein Hauptbestandteil der Pflanzen, bestehend aus chemischen Verbindungen, die uns vor freien Radikalen schützen. Lichte Baumbestände stimulieren unser Nervensystem dahingehend, dass die Stresshormone Cortisol, Adrenalin und Noradrenalin stark zurückgehen. Burnout, Depressionen, aber auch Unruhezustände können so gelindert werden.

Damit es erst gar nicht zu den genannten *Krankheitsbildern* kommt, ist ein Tree-Management ein einfaches, aber wirksames Mittel, das nicht nur unsere Physis stärkt, sondern auch unsere Resilienz, also unsere psychische Widerstandsfähigkeit mit Krisen umzugehen, signifikant erhöht.

Deine Kraftbäume

- Versuche jeden Tag, in den Genuss eines Baumes zu kommen. Hast du einen Lieblingsbaum, unter dem du gerne stehst? Vielleicht liegt ein Park auf deinem Weg zur Arbeit?

- Ist in deiner Nähe ein Fluss, der mit waldreichen Auen gesegnet ist? Versuche, einmal am Tag im Wald (Park, Aue, Allee) zu sein, auch wenn du mitten in der Stadt lebst.

- Gibt es eine grüne Ecke in deinem Zimmer? Du musst nicht gleich eine ganze Wand grün anmalen oder eine Ladung Zimmerpflanzen ordern. Es genügen einige grüne Gefäße, vielleicht Glasflaschen, die das Licht brechen, oder einige grüne Zweige, die du beim Spaziergengehen pflückst.

- Erkunde die Gegend um dein Büro oder deine Wohnung, vielleicht ist in der Nähe eine Schrebergartensiedlung. Man darf sie ungehindert betreten und meist sind es Oasen des Friedens inmitten der Stadt. Dort kann man sich *grün sattsehen* und den Seelentank auffüllen.

- Steigere deine Kreativität durch eine grüne Auszeit. Zum Beispiel in einem Botanischen Garten.

- Nimm das Grün in deiner Umgebung wahr, versuche, es festzuhalten, indem du ihm einen Namen gibst. Suche deinen Grünpol in deiner Umgebung, der dir verlässlich Erholung schenkt.

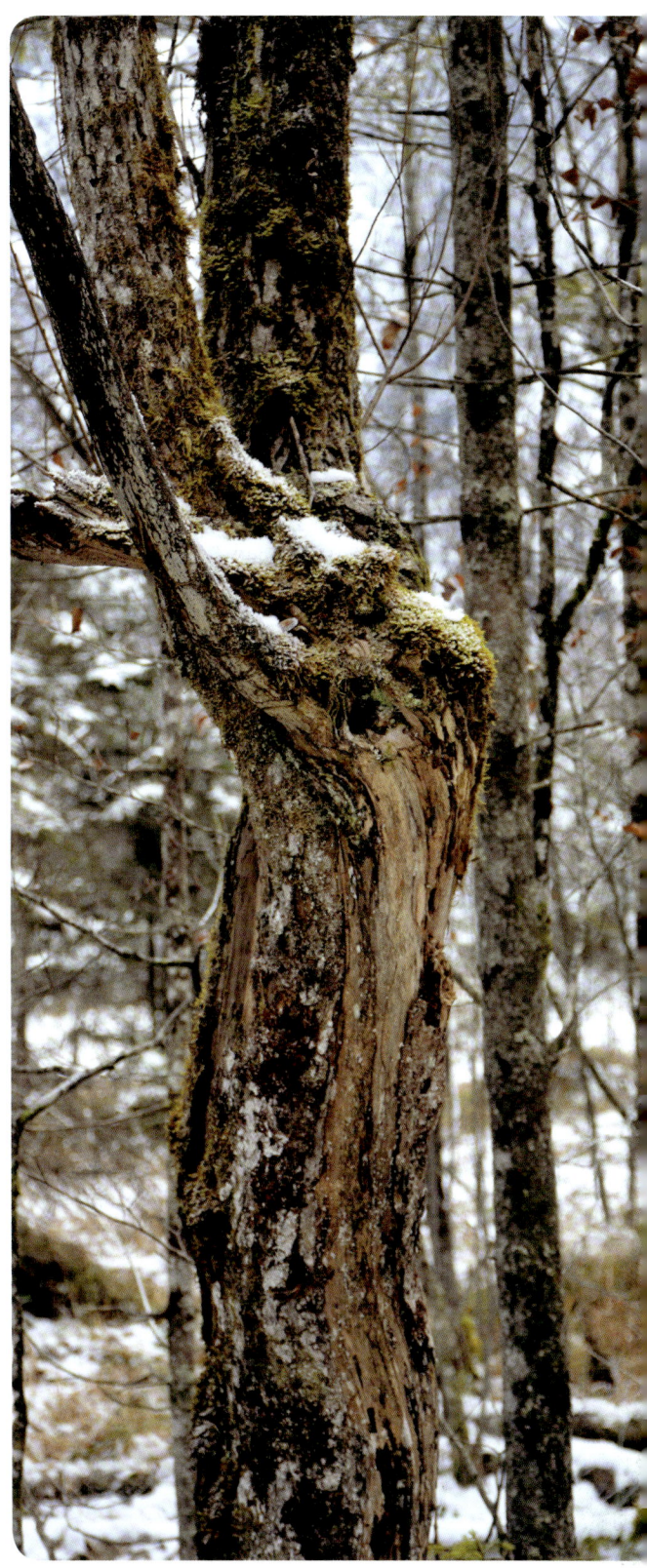

Natur
Kraft der natürlichen Orte

Höhlen, Berge, besondere Felsen, Anhöhen, aber auch Burgruinen, Klöster oder Ringwälle werden oft als Kraftorte bezeichnet. Meist sind es Orte, an denen schon in vorchristlicher Zeit Versammlungsplätze waren. Vielleicht, weil die Natur so besonders war, weil irgendein Zauber von dem Ort ausging, oder dort etwas stattfand, das der Erinnerung wert ist.

Wie wir unseren Kraftort finden

Wir wollen hier gar nicht so sehr auf bestimmte Plätze oder esoterische Bestimmung von Kraftorten eingehen, sondern auf das Potenzial, das in bestimmten Objekten, Orten oder Zuständen der Natur steckt.

Bäume sind alleine Kraft ihres Wuchses, ihrer Wandelbarkeit, ihres sichtbaren Alters und ihrer Präsenz Kraftspender. Einen Baum zu pflanzen, ist ein Symbol, vielleicht zur Geburt eines Kindes oder zur Hochzeit, aber auch auf ein Grab setzt man ihn gerne. Ein kräftiger Stamm, eine schützende Krone und das im Rhythmus der Jahreszeiten pulsierende Leben geben Kraft. Viele Menschen suchen systematisch sehr alte Bäume auf, legen die Hand an deren raue Rinde und lassen die Energien fließen. Man mag das belächeln, aber wer schon einmal das rissige Holz eines alten Baums gefühlt hat, spürt eine Art Weisheit.

Es gibt Pfade, die sind Menschen schon vor vielen Tausend Jahren gegangen, zum Beispiel im gesamten Alpenraum. Oft waren es Handelswege, es gibt aber auch Pfade, die rein rituell begangen wurden, weil Oberflächenstrukturen oder andere Formationen die Wege besonders gemacht haben. Die Vertreter der Geomantie, einer esoterischen Strömung, die aus dem arabischen Raum stammt und vermutlich im 12. Jahrhundert in Europa Fuß fasste, sind der Ansicht, dass die Welt mit Gitternetzlinien überzogen ist, an deren Knotenpunkten Kraftorte liegen. Physikalisch nachweisbar ist das meist nicht, auch wenn es tatsächlich mineralisch oder magnetisch hoch aufgeladene Stellen auf der Welt gibt. Aber muss alles messbar sein, was gut tut und schön ist?

Vielleicht am eindrucksvollsten spiegeln Grotten und Höhlen den spirituellen Kraftort wieder, denn sie sind meist schon aufgrund ihrer felsigen Architektur beeindruckend. Dass Höhlen auch die ersten Wohnstätten der Menschheit waren, flößt uns auch heute noch Ehrfurcht ein.

Askese Grün

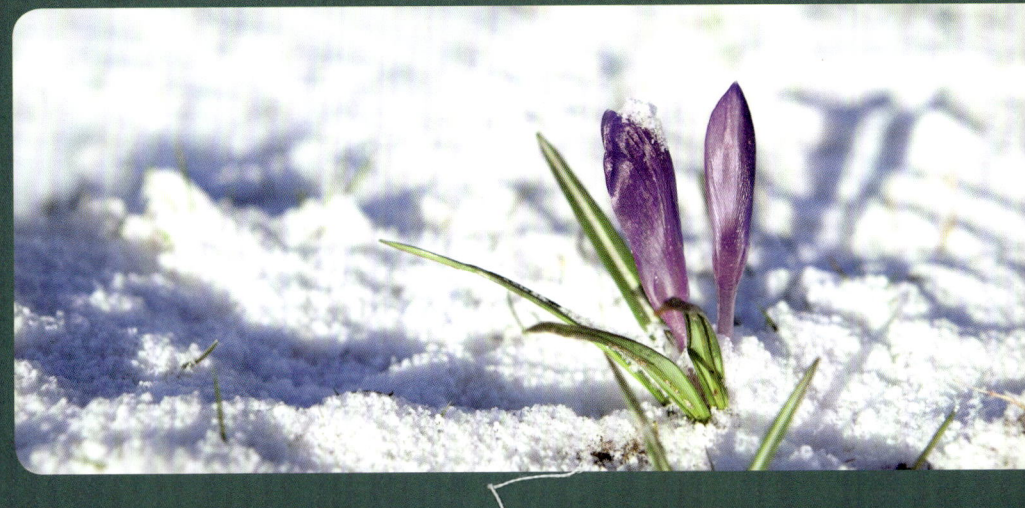

Demut und Zukunft – der Winter-Garten

Im Garten ist spätestens im Novemer Zeit der Reinigung. Es ist die Zeit, die Einjährigen zu entsorgen und die Mehrjährigen winterfest zu verpacken. Tontöpfe müssen geschützt werden und Pflanzen ins Dunkle gestellt werden. Bäume werden jetzt gestutzt und Büsche geschnitten. Pflanzen, denen der Schnee etwas anhaben könnte, werden durch Spaliere gestärkt. Es ist die Zeit des sich Kümmerns, und wer einen Garten hat, arbeitet nun sorgend darin.

Nichts lehrt uns mehr Demut als Gartenarbeit im November, wo man nicht durch leuchtende Beete oder frische Früchte, durch Grün in allen Tönen und durch Formenvielfalt angeregt wird, sondern das Erbe eines Jahres zu verwalten hat, um im nächsten Jahr wieder Schönheit satt zu ernten.

Der spätherbstliche Garten ist ein *Reinigungs-Garten*, den wir dankbar annehmen sollten. Eine Investition in die Zukunft, bei der man lernt, ganz bei sich zu sein und an das Vergangene und an die Zukunft zu denken. Auch dein innerer Garten wird von dunklen Gedanken gereinigt und darf sich ausruhen.

Philosophie

Wilde Natur als Idee

Wenn wir heute immer häufiger über Naturphilosophie reden, dann zeigt das auch, wie wichtig diese Disziplin innerhalb des gesellschaftlichen Diskurs geworden ist. Unsere zunehmend technisierte Welt, das Zurückdrängen der Natur, aber auch eine große Sehnsucht nach Wildnis, also unberührter Natur, führen dazu, dass auch in der Geisteswissenschaft neue ethische Denkansätze entstehen.

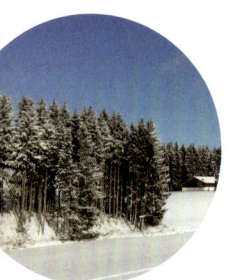 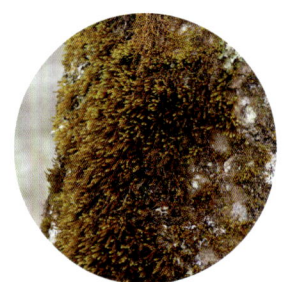  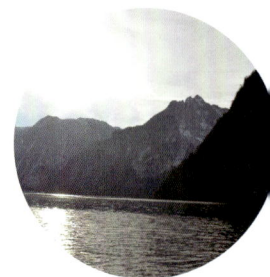

Ein Hauch von Wildnis

Die Naturphilosophie behandelt die Vieldeutigkeit des Naturbegriffs. Denn wo stehen wir Menschen heute, wenn es um Natur geht? Sind wir überhaupt noch an Natur im Sinne von Wildnis gewöhnt? Wie schaffen wir es, unsere Lebenswelt zu renaturieren? Welche ethische Aufgabe haben wir bei der Vereinbarkeit von Mensch – Umwelt – Natur?

»Naturphilosophie ist derjenige Bereich der Philosophie, dessen Thema Natur, das Wissen von ihr und das Verhältnis von Menschen zu ihr ist«, so Dr. Thomas Kirchhoff, eines der 14 Mitglieder der interdisziplinären AG *Natur begreifen – Natur schützen* an der Forschungsstätte der Evangelischen Studiengemeinschaft e.V. in Heidelberg. Doch nicht nur auf Forschungsebene, wir alle haben mehr denn je die Aufgabe, über unser Verhalten in, mit und ge-

genüber der Natur nachzudenken. Was können wir tun, um uns den Lebens- und Denkraum Natur zu sichern? Dass wir mehr Sehnsucht denn je nach Unberührtheit im Großen und *grünen Oasen* im Kleinen haben, scheint die Idee von Natur neu zu bewerten.

Wie viel Wildnis darf sein

Der englische Begriff *Wilderness* ist mittlerweile zu einem Modewort für eine an der Natur orientierte Lebenshaltung geworden. Wildnis-Befürworter fordern mehr Raum für echte Wildnis, viele Naturfreunde aber sehen eine Gefahr für die Biodiversität bei Nichteingreifen. Manche Förster und Waldbauern attestieren forstwirtschaftlich gepflegten Wäldern größere Stabilität. Für alle Konzepte gleichermaßen gilt: Natur braucht Zeit, Raum, Geld, Wissen und Fürsprecher. *Wilderness* mag ein Modewort sein, aber tätiger Wildnisschutz ist gelebter Naturschutz, der uns den Raum erhält, aus dem wir kommen, der uns Kraft gibt und dem wir verpflichtet sind.

Wildnisschutz

»Auf die Natur aufmerksam zu machen, sie in ihrer Großartigkeit, in ihrer Einmaligkeit, in ihrer Verletzlichkeit zu begreifen – dieses stärker in unser Bewusstsein zu rücken, ist ein wichtiges Anliegen meiner Stiftung. Denn der Schutz der Natur ist kein Luxus, sondern eine der bedeutendsten Sozialleistungen für den Fortbestand der menschlichen Gesellschaft«, sagt Max Succow, Gründer der gleichnamigen Stiftung, die sich dem Entstehen von Wildnis, dem Zulassen von Werden und Vergehen frei von menschlichem Einfluss widmet.
Der ehemalige Vorsitzende des Bund Naturschutz, Hubert Weinzierl, formulierte bereits vor fast 20 Jahren: »Und wir brauchen wieder einen Hauch von Wildnis in unserem Lande, damit wir uns nicht ganz von der Natur entfernen. Das bedeutet einige Korrekturen in unserer Denkweise […].«

Was kannst du tun?

• Die Beschäftigung mit Naturphilosophie ist nicht auf akademische Zirkel beschränkt, es gibt viele freie Diskussionsrunden.
• Informiere dich über Projekte, Stiftungen, Arbeitskreise zum Wildnisschutz.
• Paleo- und Wildnischulen bieten Workshops an, mit ursprünglichen Methoden Wildnis zu erleben und zu entschleunigen unter Wildnisbedingungen (z. B. www.naturwerk-mainz.de, www.abenteuer-wildnis.net, www.wildnisschule.de).
• Engagiere dich im Naturschutz (Info z. B. beim Bundesamt für Naturschutz www.bfn.de, www.bund-naturschutz.de, www.nabu.de, www.bund.net, www.alpenverein.de, www.freiwillige-im-naturschutz.de, www.wildland-bayern.de)

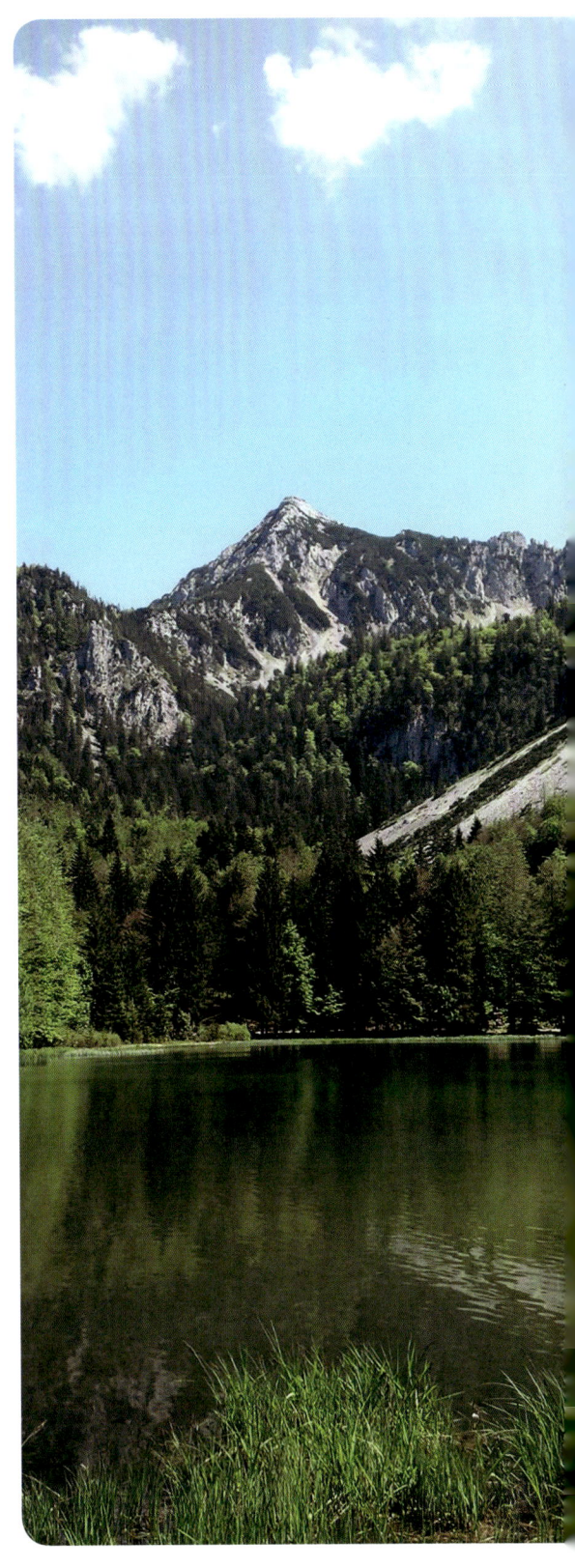

Inspiration

Verstecktes Grün, stille
Farben, die Natur
besinnt sich auf sich,
wie auch wir auf uns.

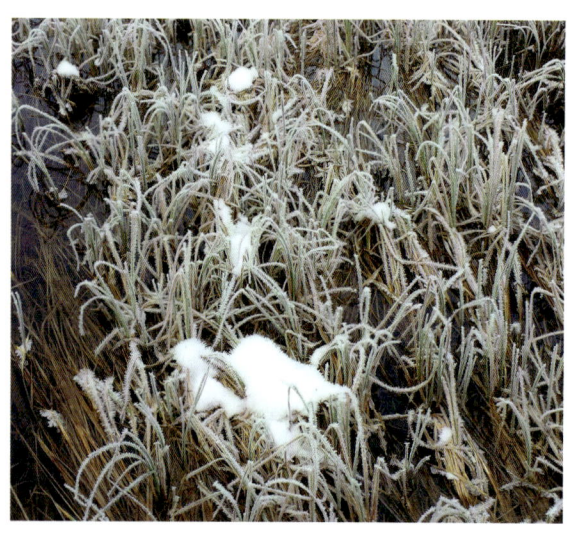

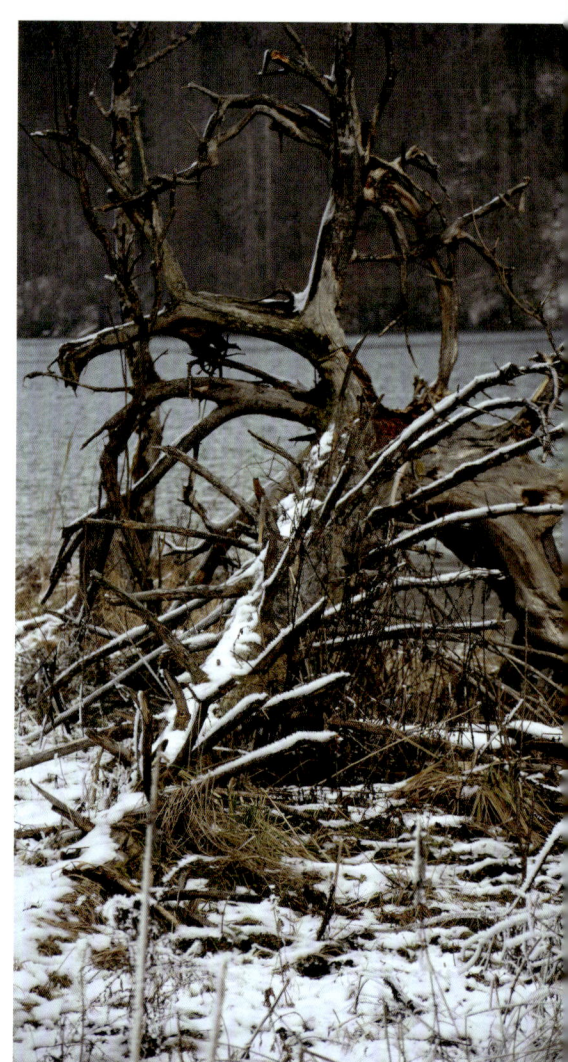

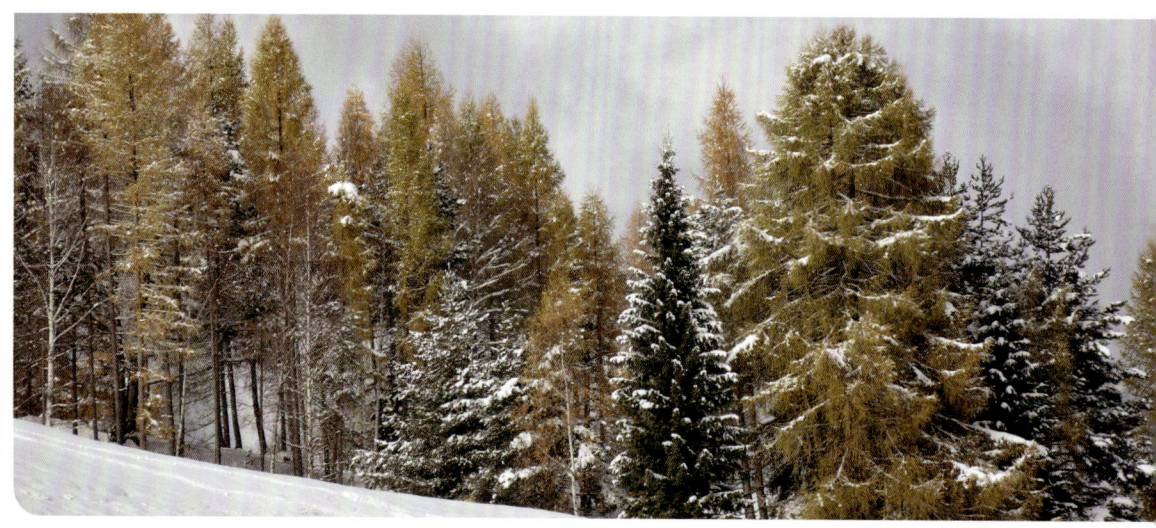

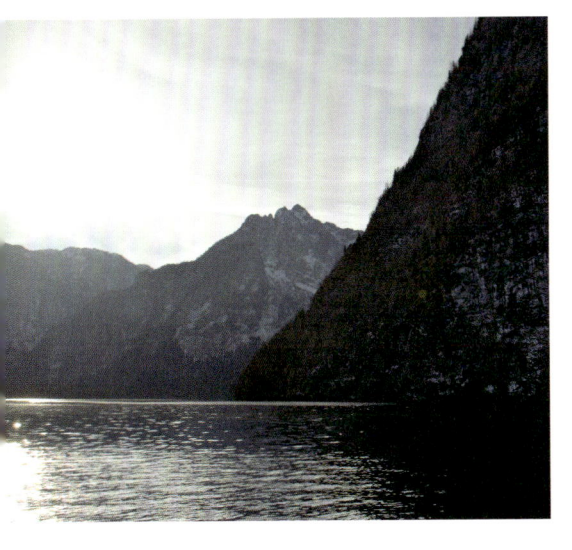

Filigrane Schönheiten entdecken, wie zarte Schneekristalle, unbe- rührtes Weiß und das hafergelbe Leuchten des Winterschilfs.

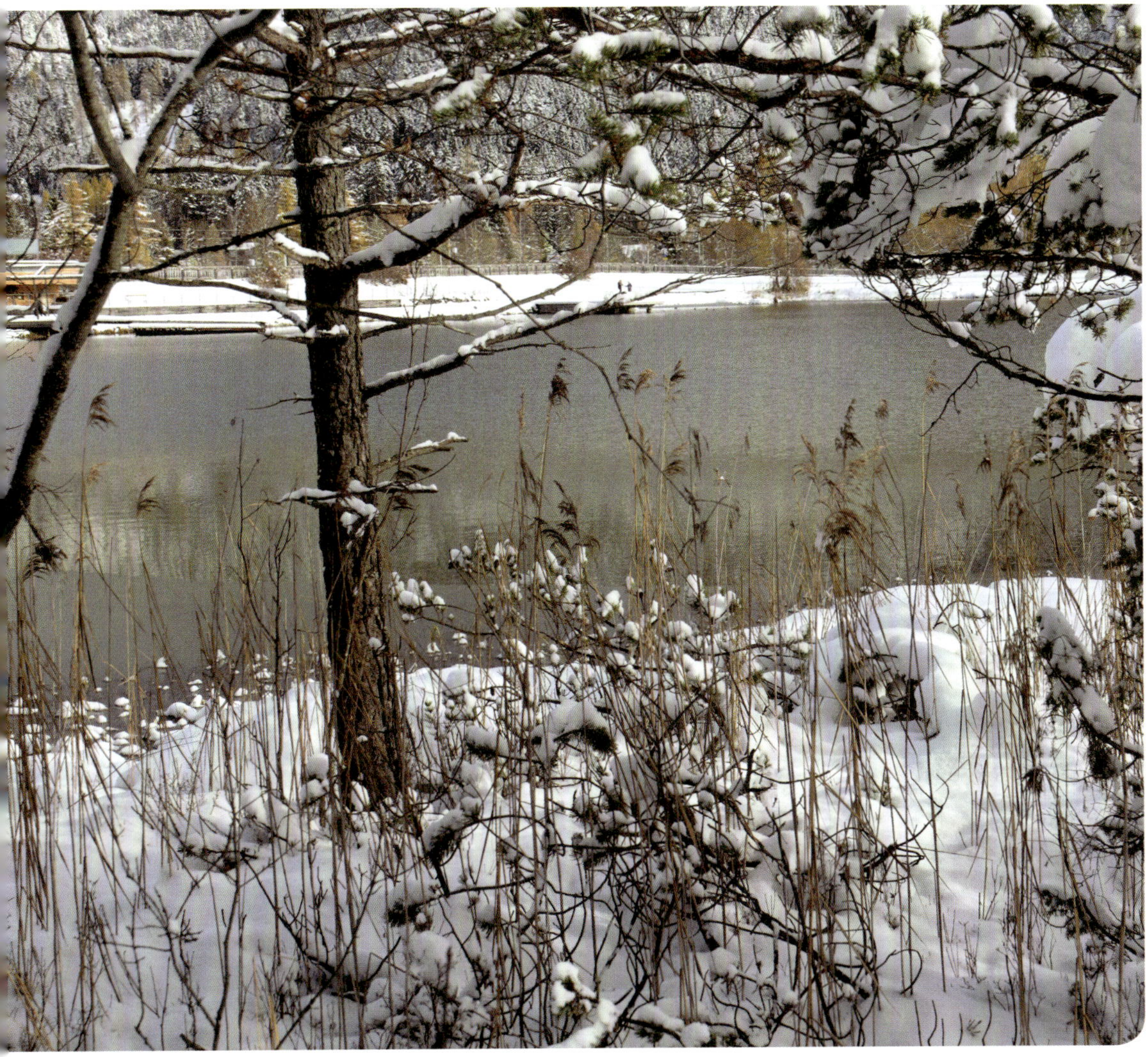

Spüren

Naturphänomene

Als 1999 in Deutschland eine totale Sonnenfinsternis auftrat, war das nicht nur ein Medienhype und ein gutes Geschäft mit Sonnenbrillen. Wer das miterlebt hat, wird sich daran erinnern, wie sich innerhalb weniger Minuten der Himmel verdüsterte, Blumen ihre Blüten schlossen und Tiere sich zum Schlafen hinlegten.

Wir müssen nicht weit reisen, um Phänomenen zu begegnen. Ein Blick in den Himmel genügt zum Staunen. Wechselvoll, niemals gleich, in den Nächten mit den Sternbildern betörend, tags mit Wolkentänzen und malerischer Dramatik. Ein Blick in den Himmel ist wie der Druck auf die innere Reset-Taste. Es erdet uns und lässt unsere Träume hoch fliegen.

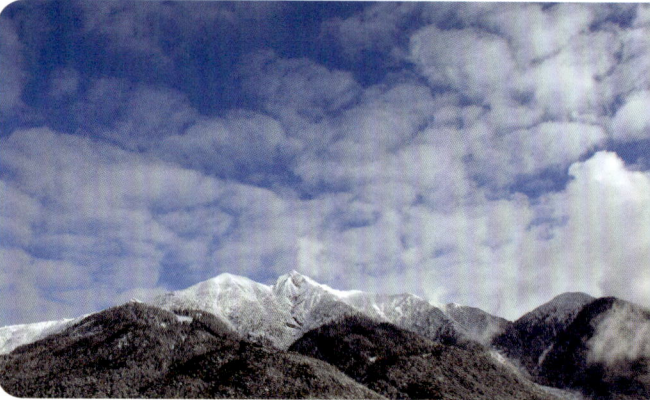

Staunen, wundern und Kraft schöpfen

Sogar wir Menschen haben damals, 1999, nachdem der schwarze Mondschatten die Sonne verbarg, eine tiefe Schläfrigkeit empfunden, vor Verwunderung, wegen des raschen Wechsels von Hell zu Dunkel, wegen der Spannung, die das Phänomen erzeugte. Und wegen der schieren Macht, die Sonne und Mond auf uns haben. Naturphänomene bringen uns zum Staunen. Und sie zeigen uns, wie klein wir inmitten des Kosmos doch sind. Auf der anderen Seite erweitern sie unser Bewusstsein. Ja, auch die Sonnenfinsternis 1999 und viele spätere auf der Welt sind unvergessene Erlebnisse. Manch einer pilgert Sonnenfinsternissen rund um den Globus hinterher. Wer es weniger kostspielig möchte, kann seine nahe Umgebung nach Phänomen erkunden und wird staunen, wie viele es sind. Stalaktiten und Stalakmiten, außergewöhnliche Felsformationen oder Eisskulpturen faszinieren uns durch ihre formale Schönheit. Wasserfälle sind wahre Kraftbrunnen.

Wir begegnen Phänomenen jeden Tag

Wer je an den Krimler Wasserfällen, an den Rheinfällen oder nur an einem kleinen Gebirgsfall stand, wird sich dabei ertappen, wie er dem sprudelndem Nass gebannt zusieht. Der sprühende Wasserdampf benetzt Haut und Haare und die Kraft des fallenden Wassers stärkt uns. Wer schon einmal auf Island war, wird von den heißen Quellen und Geysiren schwärmen.

Aber auch in näherer Umgebung gibt es Wasserphänomene. Die Gumpen in den Alpen, Wasserbecken in ausgewaschenem Stein, Moorlandschaften von morbider Schönheit, Schneefelder und zugefrorene Flüsse im gleißenden Licht. Schließlich immer wieder das Firmament. Mitte August der Perseidenregen, Sternschnuppen, die den Himmel überziehen. Ja, überhaupt der nächtliche Himmel, der uns sternenklar wieder und wieder staunen lässt und verzaubert.

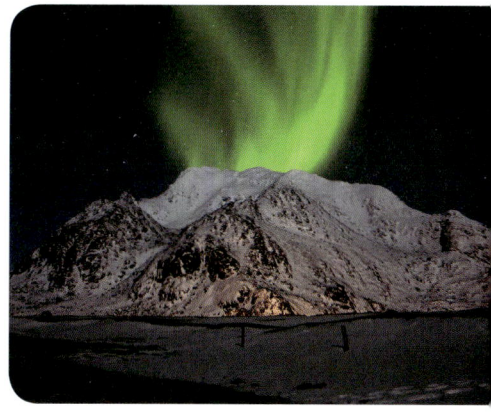

Innehalten vor der Schönheit der Natur

Wenn Natur übermächtig schön und groß ist, dann bereichert sie uns auf direktem Weg. So sehr, dass sie von Dichtern besungen wird, von Filmemachern dramaturgisch verwendet, von Naturfotografen festgehalten und von der Tourismusbranche ausgeschlachtet wird. Ein nur rund um die Pole auftretendes Phänomen ist für uns pure Magie: die Polarlichter *aurea borealis* und *aurea australis*. Auch wenn das Phänomen rein physikalisch erklärbar und damit *entzaubert* ist, weil magnetisch geladene Sonnenwindteilchen auf eine stickstoffarme Schicht der Erdatmosphäre treffen, hat es weiterhin für jeden Betrachter etwas Magisches, ja eben Überirdisches. Die meisten Polarlichter leuchten rot oder grün. Früher wurden sie mythisch verklärt, oft als Boten aus dem Totenreich. Heute sind sie ein malerisches Phänomen, das uns kreativ macht.

Grünes Licht

Seidenpapierwindlichter

Der dunkle Winter ist die Zeit, in der wir am liebsten beleuchten. Ob auf dem adventlichen Esstisch oder mit einer LED-Kerze als beruhigendes Nachtlicht, diese feinen Windlichter spenden grüne Energie und zaubern mit den Schatten getrockneter Farne oder Gräser Leben und Licht in die Dunkelheit.

Material
3–4 kleine Luftballons • Seidenpapier in Weiß und verschiedenen Grüntönen (1 Bogen reicht für 3–4 Windlichter) • ca. 150 ml angerührter dicker Tapetenkleister • gepresste und getrocknete kleine Farnblättchen oder feine Grasspitzen, alternativ weiche, zarte Kunstblätter • 3–4 kleine Teelichthalter aus Glas • etwas Fixogum oder lange Seidenpapierstreifen

Außerdem
Zeitungspapier zum Abdecken • breiter, weicher Pinsel • Nagelschere

❶ Den Tapetenkleister anrühren. Die Luftballons nicht zu groß aufblasen. Sie dienen als Form für die Windlichter. Diese sollten so groß sein, dass die Glas-Teelichthalter leicht Platz darin finden und die Papierkanten nicht zu nah an der Kerzenflamme sind. Das Seidenpapier in etwa 3 x 3 cm große Stücke reißen.

❷ Einen Ballon am Knoten festhalten und diesen nun an der Spitze des Ballons beginnend überlappend mit einer Schicht weißem Seidenpapier zu etwa zwei Dritteln verkleiden. Versuche, eine relativ ordentliche Kante zu bilden. Dabei jedes Papierstück mit reichlich Kleister festpinseln.

Anschließend eine Schicht grünes Seidenpapier aufkleben. Ab jetzt muss nicht bei jeder Schicht überlappend gearbeitet werden. Arbeite am besten unregelmäßig deckend, das gibt einen interessanteren Lichteffekt.

❸ Bei der dritten Schicht, wieder mit grünem Papier, ringsum die Farnblättchen mit einkleben. Den Ballon mit dem Knoten nach unten in eine Tasse oder ein Glas setzen und am besten über Nacht trocknen lassen. Auf diese Weise alle 3 bis 4 Ballons bearbeiten.

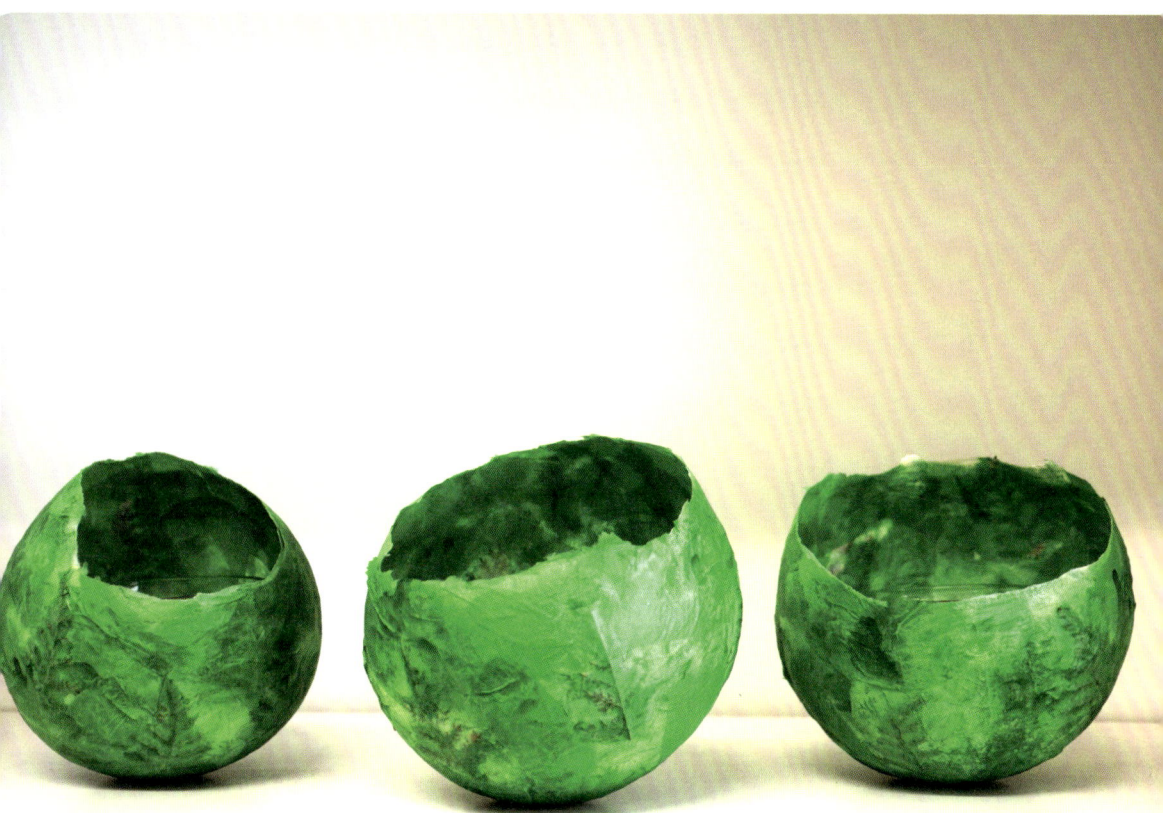

❹ Nach dem Trocknen durch leichtes Drücken des Ballons an den Papierrändern Stärke und Stabilität der Papierwindlichter testen. 2 bis 3 weitere Schichten dürften reichen. Versuche so dünn wie möglich zu bleiben, damit das Windlicht nicht zu dick wird und viel Licht durchscheinen kann. Anschließend erneut zum Trocknen in die Tassen setzen und gut aushärten lassen.

❺ Wenn die Papierschichten gut getrocknet sind, die Hülle durch sanftes Quetschen des Ballons etwas lockern, dann vorsichtig die Luft aus den Ballons lassen und die Gummireste herausziehen.

Zum Aufstellen der Windlichter entweder einen Ring aus Fixogum unterlegen oder aus Kleister und langen, verdrillten Seidenpapierresten einen Papierring von außen auf den Boden der Lichter aufkleben. Die Glas-Teelichthalter mit Teelichtern hineinstellen oder LED-Kerzen einsetzen.

Deine sanfte Lichtquelle für dunkle Nächte ...

Die andere Seite Grün

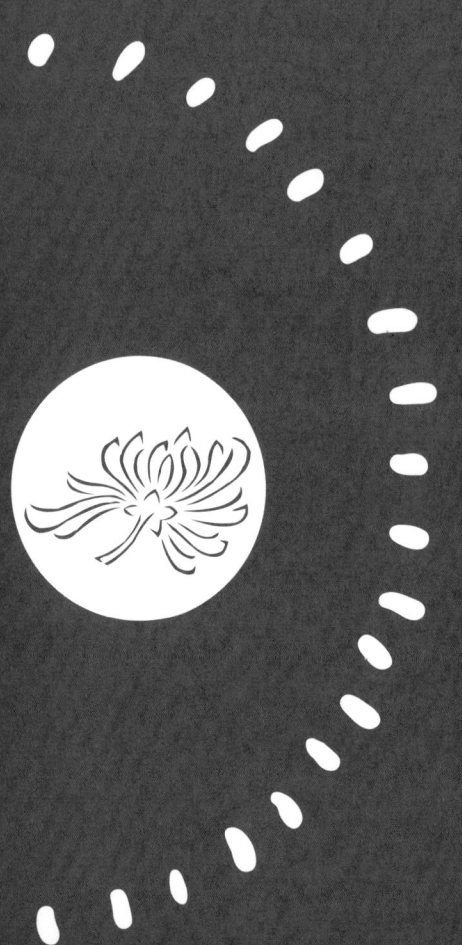

Kenne das andere Grün

Mit Dunkelgrün assoziieren viele den furchteinflößenden Zauberwald im Märchen. Dort lauern Untiere, böse Geister und Hexen. Wer sich darin verirrt, läuft Gefahr, nicht mehr hinauszufinden, ist *hoffnungslos verloren*. Hinter diesen archaischen Bildern steckt die zutiefst menschliche Angst vor dem Verlust des Lebens, der Kontrolle, der Orientierung, der Besitztümer aber auch die Angst vor der inneren Leere. Du kennst das vielleicht: Wenn Hoffnungen und Träume enttäuscht werden, fallen wir in ein schwarzes Loch, verlieren alle Hoffnung. Wo zuvor das helle grüne Licht der Hoffnung alles in ein mildes Licht tauchte, ein Ziel oder Traum uns zu Höchstleistungen antrieb, sorgt dasselbe Ziel in seiner scheinbaren Unerreichbarkeit dafür, dass uns das Leben, die Zukunft in den düstersten Farben erscheint. Uns geht es schlecht, und die Außenwelt ist schuld. Ob aus der Trauer nach einem unumkehrbaren Verlust, aus einer depressiven Verstimmung oder nur aus einem einfachen, durch Lichtmangel ausgelösten Winterblues. Aus dieser inneren Finsternis findet man nur heraus, wenn man lernt, loszulassen, sich auch im Dunkel zurechtzufinden.

Und die Kraft dazu steckt in unserem Inneren, nicht in einer Veränderung der Außenwelt. Wir können die Wirklichkeit nur bedingt beeinflussen, aber wir können lernen, in und mit ihr zu leben, ganz egal, ob sie gerade großzügig und wohlgesonnen ist wie die freundlich wärmende Frühlingssonne, oder lebensfeindlich wie ein eiskalter Wintertag. Wenn du deinen Wert oder die Qualität deines Lebens nur darüber definierst,

D as sonst so beruhigende Grün kann im Dunkel der Nacht oder eines langen Winters in furchteinflößendes Dunkelgrün umschlagen. Ein achtsamer Blick auf dieses andere Grün lässt uns unsere Ängste erkennen und überwinden.

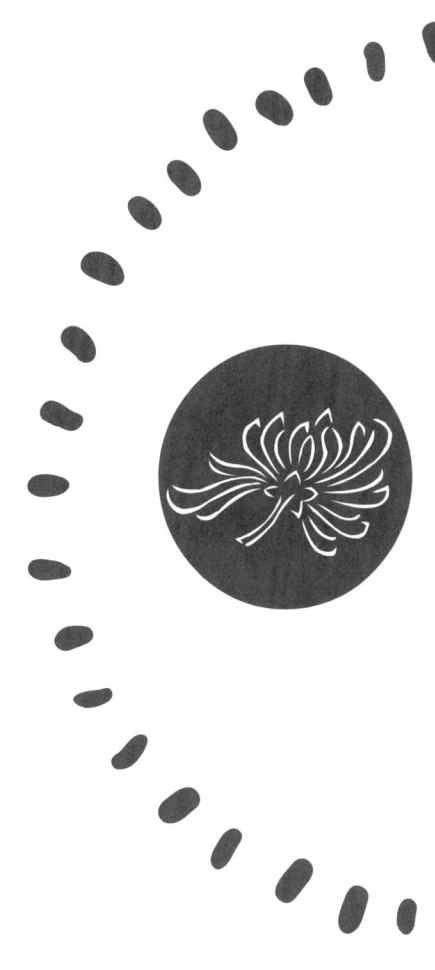

dass du alle Ziele, die du dir setzt, z. B. beruflichen Erfolg, eine lebenslang glückliche Beziehung, materiellen Besitz, also äußere, nicht in dir selbst steckende Faktoren, erreichst oder ein Leben lang behältst, bist du tatsächlich bei Nichteintreten oder Verlust *verloren*. Wie passen wir uns also einer rauen, *lebensfeindlichen* Außenwelt an, in der die Gefahr von Verlust und Tod nicht zu beseitigen ist?

Die Natur mit ihrem ewigen Kreislauf von Wachsen und Vergehen macht es vor. Um für das Leben mit all seinen Licht- und Schattenseiten gerüstet zu sein, schaue dir etwas von der Genügsamkeit der Natur ab. Die Nadelbäume bleiben selbst im Winter grün, weil ihre kleinen Nadel-Blätter wenig Angriffsfläche bieten. Seit Jahrtausenden werden die Immergrünen aus diesem Grund auch als Bewahrer der Lebenskraft und Hüter des Lichts verehrt. Mit ihnen wurde die längste Nacht des Jahres um den 21.12. herum gefeiert. Noch heute lebt dieser heidnische Brauch in den Christbäumen, die wir anlässlich der Geburt Christi, des *Lichtes der Welt*, aufstellen, fort.

Die gesamte Pflanzenwelt stirbt im Winter nicht wirklich ab, in Wurzeln, Stämmen oder Samen schlummert ein unlöschbarer Lebensfunke. Lass auch du alles Unwesentliche los. Lerne, mit dir selbst zufrieden zu sein, dich einfach so, wie du bist, anzunehmen. So verlierst du nicht nur die Angst vor dem Verlust. Mit dieser inneren Ausgeglichenheit wirst du auch viel mehr Freude erfahren.

Ritual

Geräuchert wurde und wird in vielen Kulturen seit Jahrtausenden. Das Feuer der glühenden Räucherkohle entlockt der getrockneten grünen Ernte des zurückliegenden Jahres und besonders dem Harz, der Rinde und den harten Blättern der Nadelbäume, der immergrünen Bewahrer der Lebenskraft im Winter, reinigende Aromen und Kräfte.

Laub des Jahres abwerfen

Im Winter, wenn Kälte und Dunkelheit die grüne Welt und uns selbst in eine natürliche Ruhepause schicken, kann es passieren, dass wir uns müde, kraftlos, manchmal auch leer und traurig fühlen. Das mangelnde Sonnenlicht sorgt dafür, dass die Pflanzen ihre Säfte einziehen und ihre Blätter abwerfen. Bei uns sorgt der Lichtmangel für eine vermehrte Produktion des Schlafhormons Melatonin, und auch wir werden müde.

Lass die Ruhe und das Vergehen zu und erlebe beides ganz bewusst: Viele sehnen sich ungeduldig nach Licht und Grün. Mit dem uralten Brauch des Räucherns, der dazu diente, zur Ruhe zu kommen und die Geister des vergangenen Jahres zu vertreiben, atmest du wohltuende, duftende grüne Ruheenergie und lernst Geduld. Die Winterpause ist notwendig und heilsam. Die grüne Welt ruht nur oberflächlich. Mit dem Abwerfen der verbrauchten Blätter reinigt sie sich. Im Inneren sammelt sie Kraft für die Neugeburt im Frühling. Beim Räuchern wird in gewisser Weise auch das gesammelte Grün des Jahres verbrannt, allerdings nicht, um es einfach in Luft aufzulösen, sondern als duftende Kraftquelle.

Beim Räuchern kannst du mit dem Gefäß durch die Wohnung wandern. Oder du hüllst mithilfe deiner Hände, einer Feder oder eines Fächers deinen Körper von Kopf bis Fuß mit Rauch ein. Du kannst das Aroma auch unterstützend während einer Meditation genießen. Die Lärchenräucherung vertreibt mit ihrer leichten und ätherischen Note trübe Wintergedanken und unterstützt dich ausgezeichnet beim Loslassen belastender Emotionen.

Lärchen-Räucherung

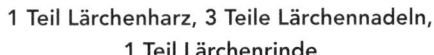

1 Teil Lärchenharz, 3 Teile Lärchennadeln,
1 Teil Lärchenrinde

Bereite am besten einen größeren Vorrat zu. Die Mischung
in einem Mörser zu einem feinen Räucherpulver zerstoßen
und in einem lichtundurchlässigen Gefäß aufbewahren.

Zum Räuchern brauchst du eine feuerfeste Schale mit
Sand, eine Kohlenzange, ein Stück Räucherkohle und
ein bis zwei Esslöffel der Lärchenmischung oder einer
Mischung deiner Wahl. Zum Verteilen des wohltuenden
Rauches eignen sich eine große Feder oder ein Fächer.

Die Kohle mit der Zange fassen und mithilfe eines Feuer-
zeuges gut durchglühen lassen. Anschließend in das mit
Sand gefüllte Räuchergefäß legen und die
Räuchermischung daraufgeben.

Duftende Ruhe

Inspiration

Wenn sich das Grün im Winter zurückzieht, sammeln Mensch und Natur Kraft und Energie in der Ruhe.

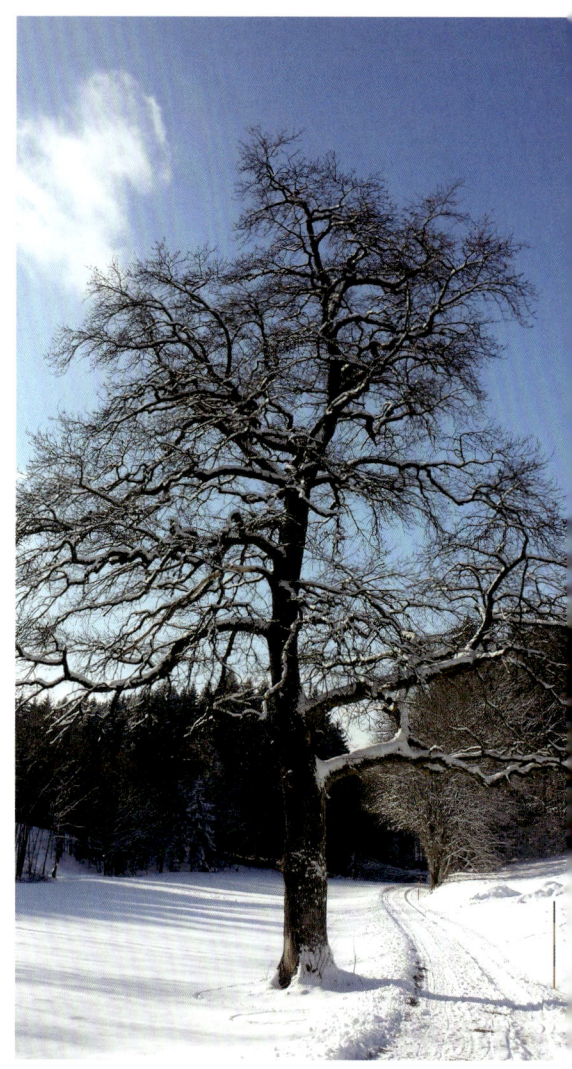

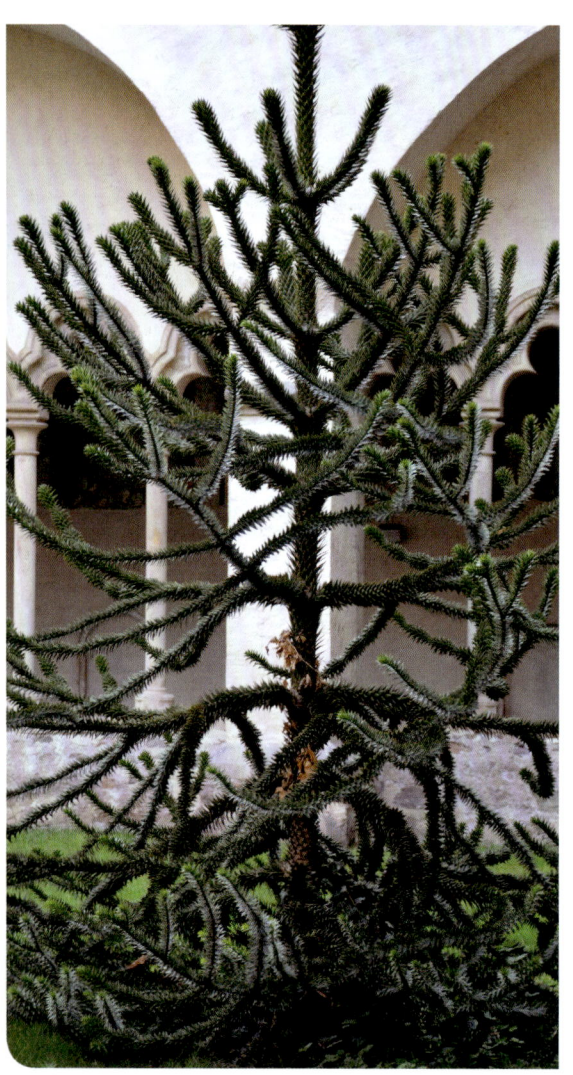

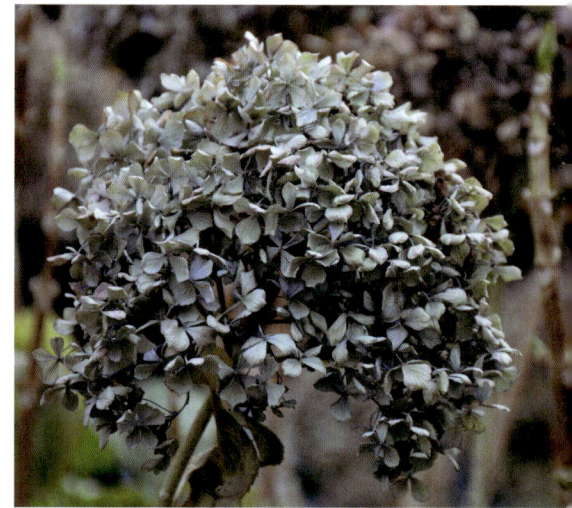

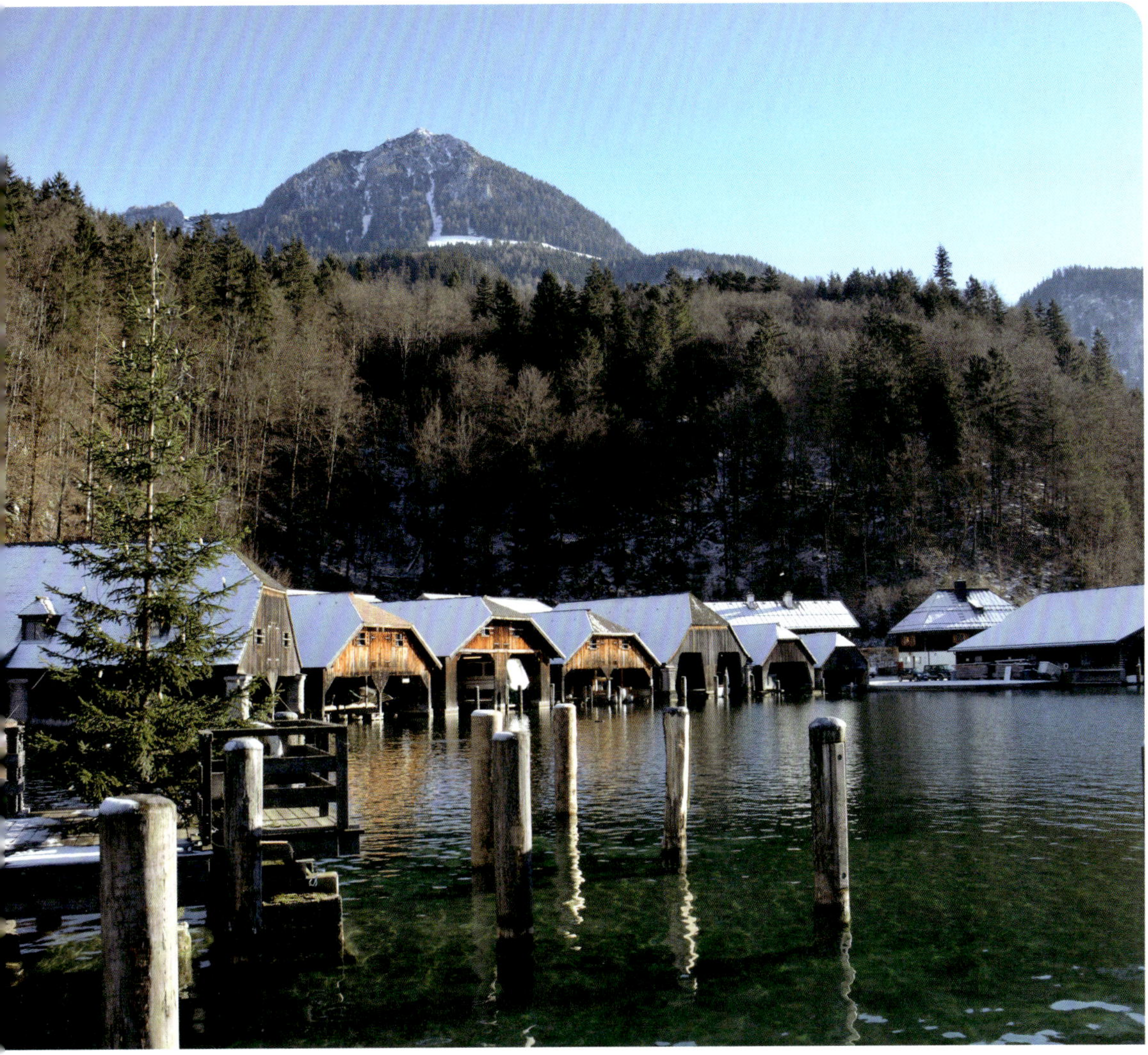

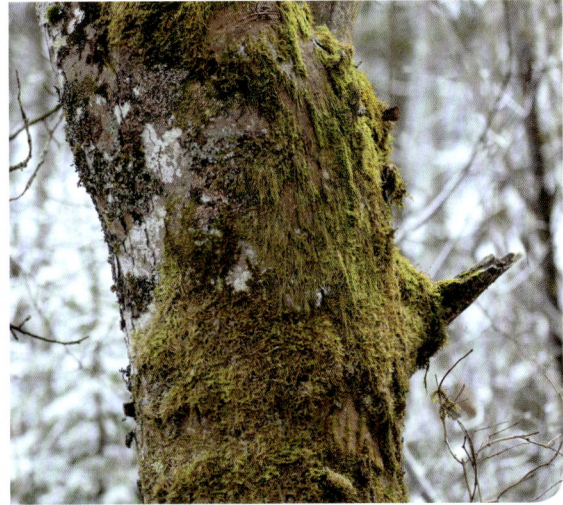

Im Verborgenen ist die
Lebenskraft nicht
verloren: Sie regeneriert
und konzentriert sich,
um im kommenden Jahr
wieder neu zu erstehen.

Lyrik

Lerne loszulassen

Grün kennt kein Ende, sondern ist Versöhnung mit der Vergänglichkeit. In seinem Gedicht besingt der romantische Dichter Achim von Arnim (übrigens Herausgeber der *Zeitung für Einsiedler*) den grünen Baum des Lebens mit einem Ton zwischen Abschiedsschmerz und versöhnlicher Hoffnung.

Eine Lesart des Gedichts ist sicherlich das versöhnlich-akzeptierende Einverständnis in den nahenden Tod des lyrischen Ichs. Bei aller Trauer über den Verlust des Lebens ist der Tod für ihn die Verwandlung in eine neue, andere Daseinsform, aber kein Ende. Dieser Gedanke kann auch trösten. Zugleich wächst der Baum, der für Leben wie auch für Hoffnung steht, im Gedicht nicht außerhalb des Menschen, sondern in ihm selbst. Wahrheit und Glück liegen in uns selbst.

Mach es wie die Bäumen im Winter. Konzentriere dich auf deine innere Stärke, den Quell deiner Lebenskraft. Besinne dich in dunklen Phasen auf das Wesentliche. Verzicht zu lernen gehört zum Leben dazu, sonst gäbe es keine Veränderung. Vergänglichkeit erscheint uns, die wir immer vom ewigen Leben träumen, als Übel, sie allein garantiert aber Vielfalt, grünes, immer wieder anders wiederkehrendes Leben.

Du musst nicht zum Naturromantiker werden, aber lasse das Gedicht wirken und betrachte dann nochmals die Natur, das Grün im Jahresverlauf: Es keimt, wächst und blüht, bildet Früchte, und zieht sich wieder zurück, *stirbt* nur ab, um wieder von Neuem zu wachsen. Unendlich ist die Bahn. Diese hoffnungsvolle Aussicht ist das schönste Geschenk von Grün an uns.

O grüner Baum ...

O grüner Baum des Lebens,
In meiner Brust versteckt,
Lass mich nicht flehn vergebens!
Ich habe dich entdeckt.
O zeige mir die Wege
Durch diesen tiefen Schnee,
Wenn ich den Fuß bewege,
So gleit' ich von der Höh'.

Ich bliebe Dir gern eigen,
Ich gäb' mich selber auf,–
Willst Du den Weg mir zeigen,
Soll enden hier mein Lauf?
Mein Denken ist verschwunden,
Es schlief das Haupt mir ein,
Es ist mein Herz entbunden
Von der Erkenntnis Schein.

Ich werd' in Strahlen schwimmen,
Aus dieses Leibes Nacht,
Wohin kein Mensch kann klimmen,
Mit des Gedankens Macht.
Es ward mein Sinn erheitert,
Die Welt mir aufgethan
Der Geist in Gott erweitert,
Unendlich ist die Bahn!

Achim von Arnim (1781–1831)

Unendlich ist die Bahn!

Register

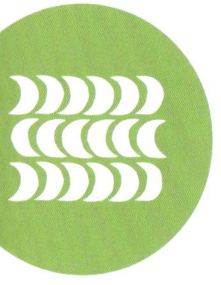 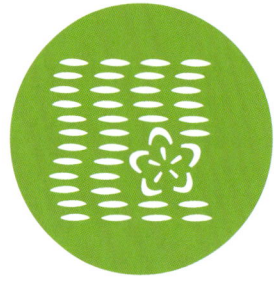 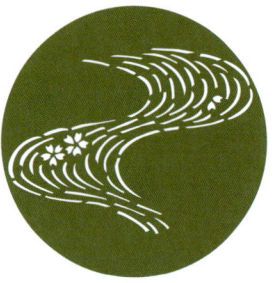 

Quellen

Texte Sandra Förster

S. 14, 15, 20, 21, 32, 33, 36, 37, 40, 41, 48, 49, 54, 55, 66, 67, 68, 69, 70, 71, 74, 75, 82, 83, 88, 89, 98, 99, 102, 103, 106, 107, 114, 115, 120, 121, 130, 131, 132, 133, 134, 135, 138, 139

Gedichte

S. 41: Max Dauthendey (1867–1918), M. D.: Gesammelte Gedichte und kleinere Versdichtungen. München: Langen, 1930

S. 75: Federico Gracía Lorca (1898–1936), Romance sonámbulo; F. G. L: Romancero Gitano, S.L.U. ESPASA LIBROS, 2000

S. 107: Günter Grass (1927–2015), Birnen und Bohnen; G. G.: Werke. Göttinger Ausgabe. Hrsg. Von Volker Neuhaus und Daniela Hermes. Bd. 1: Gedichte und Kurzprosa. Göttingen: Steidl, 1997. – © 1997/2001 Steidl Verlag, Göttingen.

S. 139: Achim von Arnim (1781–1831), Oh grüner Baum; A. v. A.: Gedichte. Tl.2. In Zusarb. mit dem Freien Deutschen Hochstift hrsg. von Herbert R. Liedke und Alfred Anger. Tübingen: Niedermeyer, 1976.

Weiterführende Literatur

Heiko Gärtner/Tobias Krüger: Die natürliche Heilkraft der Bäume, München, 2017

Aljoscha Long/Ronald Schweppe: Die 7 Geheimnisse der Schildkröte, München, 2015

Beate und Olaf Hofmann: Einfach raus, Ostfildern, 2016

Peter Wohlleben: Das geheime Leben der Bäume, München, 2015

Henry David Thoreau: Vom Glück in der Natur zu sein, Köln, 2012

Henry David Thoreau: Walden, Köln, 2015

Simone Groetsch: Go Green? Ein relevanter Faktor für den Unternehmenserfolg?, Bremen, 2013

Hilarion G Petzold/ Ilse Orth: Poesie und Therapie: Über die Heilkraft der Sprache. Poesietherapie, Bibliotherapie, Literarische Werkstätten, Bielefel, 2005

Werner Buchberger: Waldbaden: Kraft und Energie durch Bäume, Linz 2017

Anselm Grün: In die Stille finden: Mönchische Erfahrungen für den Alltag, München, 2008,

Martina Föhn/Christina Dietrich: Garten und Demenz, Göttingen, 2012

Renata Schneiter-Ulmann: Lehrbuch Gartentherapie, Göttingen 2010

Isabelle Woysch: Gärten für Körper und Seele: Von der Kindheit bis ins hohe Lebensalter, Berlin, 2013

Renato Strassmann: Baumheilkunde Heilkraft, Mythos und Magie der Bäume, Linz, 2013

Carola Otterstedt: Tiergestützte Intervention: Methoden und tiergerechter Einsatz in Therapie, Pädagogik und Förderung., Stuttgart, 2016

Erhard Olbrich/Carola Otterstedt: Menschen brauchen Tiere: Grundlagen und Praxis der tiergestützten Pädagogik und Therapie, 2003

Clemens G. Arvay: Der Biophilia-Effekt – Heilung aus dem Wald, Wien, 2015

Clemens G. Arvay/Mariya Beer, Das Biophilia-Training: Fitness aus dem Wald, Wien, 2016

Andrea Huber: Die Heilkraft der Bäume: Rezepte & Rituale für Geist und Körper, München, 2015

Svenja Zuther: Schamanische Rituale: Naturheilkräfte aktivieren, München, 2015

Astrid Habiba Kreszmeier: Systemische Naturtherapie, Heidelberg, 2011

Christine Bendner/Mark Coleman: Die Weisheit der Wildnis: Selbsterkenntnis durch Achtsamkeit in der Natur, Freiburg i. Breisgau, 2013

Impressum

**Bibliografische Information der
Deutschen Nationalbibliothek**

Die Deutsche Nationalbibliothek verzeichnet diese
Publikation in der Deutschen Nationalbibliografie;
detaillierte bibliografische Daten sind im Internet
über http://dnb.d-nb.de abrufbar.

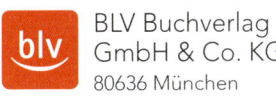

BLV Buchverlag
GmbH & Co. KG
80636 München

 www.facebook.com/blvVerlag

Bildnachweis:
ANIMA: S. 23 beide, 25 beide
Fotolia: alekuwka S. 92 Mitte / Andrea Izzotti S. 47 /
Andy Ilmberger S. 134 / Budimir Jevtic S. 85 /
chphotography.de S. 65 / den-belitsky S. 5 rechts,
115 rechts / derbisheva S. 90 links / dieter76 S. 105
unten rechts / Gelpi S. 115 links / goldbany S. 103 /
HETIZIA_ChLesjak S. 88 / Jürgen Flächle S. 83 links
/ Jusakas S. 111 oben / LianeM S. 64 / manuta S.
55 / Mara Zemgaliete S. 79 unten / mbridges68
S. 95 unten / Melica S. 7 / Michael Lüdtke S. 104
unten links, 115 Mitte / Michael Tewes S. 83 Mitte /
mika_48 S. 90 rechts / mycteria S. 15 links / Natalia
Deriabina S. 2, 63 / nolonely S. 70 / paladin1212 S.
15 rechts / Photographee.eu S. 111 unten / Rose-
marie Kappler S. 92 rechts / S. Engels S. 56 rechts
/ sci S. 92 links / Smileus S. 4 links, S. 15 Mitte, S.
94 unten / Thomas Oser S. 129 / tm-photo S. 36 /
tomikk S. 62 rechts / travnikovstudio S. 93 / Vadim
Andrushchenko S. 113

Mauritius images: Westend61 S. 8
Paxmann, Christine: S. 1, 4 rechts, 5 links, 7, 10, 13,
beide, 17 beide, 19, 26, 27, 28 alle, 29, 30, 31, 33, 38
alle, 39 alle, 42, 45 beide, 51, 53, 56 links, 56 Mitte,
57 beide, 58, 59, 60, 62 links, 62 Mitte, 67, 72 alle,
73 alle, 76, 79 oben, 81, 83 rechts, 90 Mitte, 91, 94
alle außer unten, 95 oben, 97, 99, 104 beide rechts,
104 oben links, 105 links, 105 oben rechts, 108, 117,
119, 122 alle, 124 alle, 125, 126 alle, 127 alle, 128,
131, 136 alle, 137 alle
Shutterstock: al1962 S. 121 / AnastasiaKopa S. 20 /
Anna_Pustinnikova S. 54 / Curly Courland S. 21 /
Elena Zajchikova S. 89 / Lana_M S. 120 / liewluck S.
49 Mitte / Olha Rohulya S. 123 / Peter Radacsi S. 49
rechts / worradirek S. 49 links
Wikimedia: Jean-Christophe Benoist S. 22 Mitte /
Kunstlerbob S. 22 links / Rufus46 S. 22 rechts

Umschlagkonzeption und -gestaltung: Christine
Paxmann text • konzept • grafik, München
Umschlagfotos:
Vorderseite: plainpicture / Björn Wiklander
Hintergrund Klappen und Rückseite: iStock
Einklinker Klappen: Christine Paxmann
Lektorat: Marion Koschkar
Layoutkonzept Innenteil: Christine Paxmann text •
konzept • grafik, München
Layout/DTP: Christine Paxmann text • konzept •
grafik, München

Gedruckt auf chlorfrei gebleichtem Papier

Printed in Germany
ISBN 978-3-8354-1650-5

Hinweis

Das vorliegende Buch wurde sorgfältig erarbeitet.
Dennoch erfolgen alle Angaben ohne Gewähr. Weder
Autoren noch Verlag können für eventuelle Nachteile
oder Schäden, die aus den im Buch vorgestellten
Informationen resultieren, eine Haftung übernehmen.

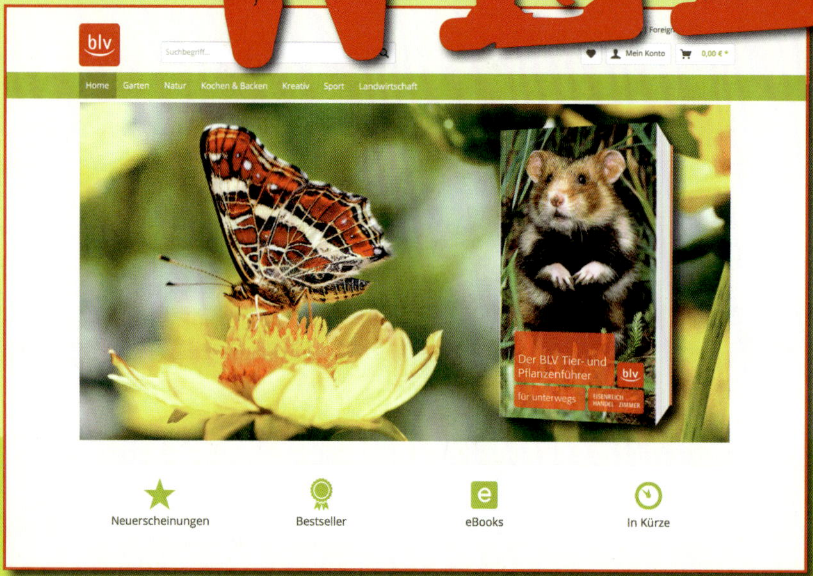